COMPTE RENDU

DE NOTRE PRATIQUE

PENDANT LE CHOLÉRA DE TOULON EN 1849.

Paris. — Imprimerie SCHNEIDER, rue d'Erfurth, 4.

COMPTE RENDU

DE NOTRE PRATIQUE

PENDANT LE CHOLÉRA DE TOULON

EN 1849

PAR LE DOCTEUR TURREL.

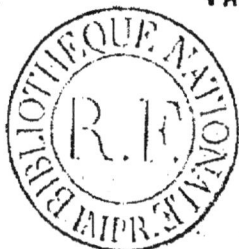

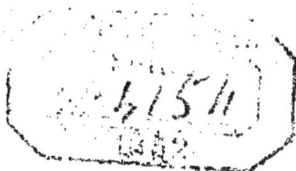

PARIS

CHEZ J.-B. BAILLIÈRE

LIBRAIRE DE L'ACADÉMIE DE MÉDECINE

RUE HAUTEFEUILLE, 19

A LONDRES, CHEZ H. BAILLIÈRE, 219, REGENT-STREET

——

1852

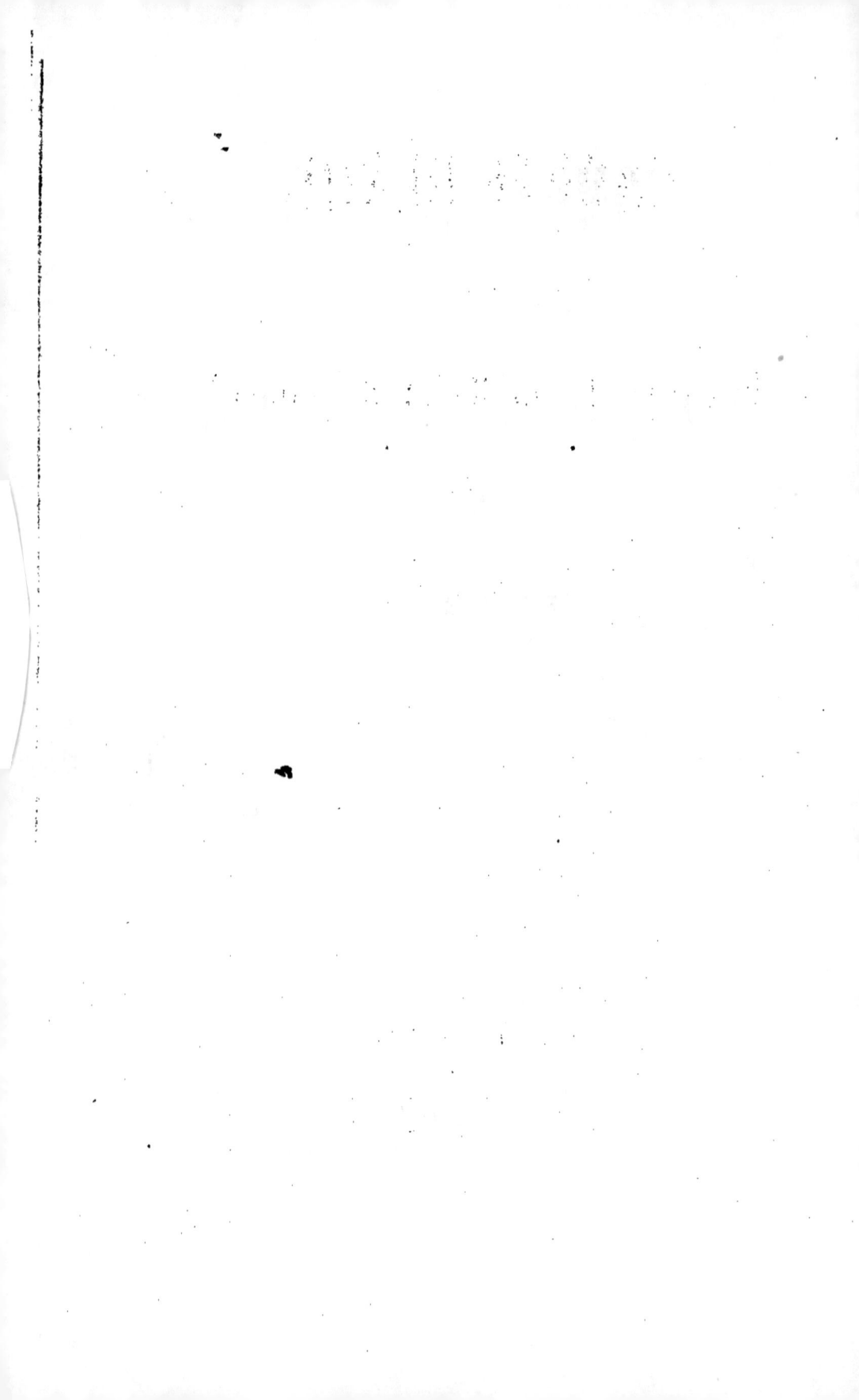

COMPTE RENDU

DE NOTRE PRATIQUE

PENDANT LE CHOLÉRA DE TOULON

EN 1849 [1].

————— ❧ —————

A quatorze ans d'intervalle, le choléra vient de faire une seconde apparition dans nos murs. Ici, comme dans le reste de l'Europe, les populations étaient donc prévenues, les médecins sur leurs gardes, et l'on ne pouvait pas arguer, en présence du fléau, de l'inexpérience et de la stupeur qui auraient paralysé, lors d'une première apparition, tous les trésors d'hygiène et de thérapeutique des princes de la science : et cependant, comme en 1835, de lamentable mémoire, toutes leurs ressources se sont trouvées en défaut devant l'imprévu d'un fléau qu'ils avaient eu le temps d'étudier, avec lequel ils avaient lutté, contre lequel ils avaient dû trouver des armes suffisantes.

Pour la première fois, dans le midi de la France, deux doctrines médicales se sont trouvées en présence. L'homœopa-

---

[1] Ce travail, terminé au commencement de l'année 1850, était destiné à la *Revue homœopathique du Midi*, qui se publiait à Marseille, et qui cessa de paraître, interrompue par le choléra. Ce recueil n'ayant pas repris sa périodicité, mon Mémoire resta dans les cartons du comité de rédaction, et n'en a été tiré que tout récemment pour prendre place dans le *Journal de la Société gallicane de médecine homœopathique*.

thie, dont les preuves étaient faites déjà en Russie, en Allemagne, en Angleterre, est entrée en lice, armée des ressources d'une thérapeutique née d'hier, contre les résultats de l'expérience de plusieurs siècles, et nous apportons aux débats de ce procès, dont l'enjeu est la vie de nos semblables, les pièces de conviction que nous avons pu recueillir dans la limite de nos moyens et de notre pratique. Les résultats que nous signalons seront-ils de quelque poids sur l'esprit de nos confrères allopathes, nous le désirons vivement sans oser l'espérer. Nous savons malheureusement quelle passion ils apportent généralement dans l'appréciation de la doctrine homœopathique ; nous savons que les plus bienveillants d'entre eux se bornent à proclamer l'impuissance des médicaments poussés aux doses infinitésimales, et nous avons appris que, forcés dans leurs derniers retranchements par l'inexorable brutalité des faits, ils ont été jusqu'à dire : *Les faits ne prouvent rien !* Nous n'espérons donc pas agir sur leurs préventions, et nous serions bien étonné si, pour arriver à une conviction raisonnée, nos adversaires, qui disposent de salles d'hôpital et de moyens d'expérimentation, nous appelaient au grand jour d'une démonstration publique de l'efficacité des petites doses. Mais il est plus probable que les deux écoles rivales resteront en présence sans se donner la main, et que, si le choléra s'abattait de nouveau sur nos cités, sans égard pour les mécomptes de ses résultats antérieurs, au lieu d'aller vers la lumière que nous faisons briller à ses yeux, au lieu d'expérimenter nos moyens, ne fût-ce qu'au même titre que ces formules souvent bizarres, presque toujours meurtrières, qu'elle ramasse partout en désespoir de cause, l'allopathie passerait encore dédaigneuse auprès de notre doctrine, et, se drapant fièrement dans ses haillons, nous lancerait une de ces plaisanteries, un de ces sarcasmes avec lesquels elle espère nous tuer *scientifiquement*, alors qu'elle devrait craindre de se tuer moralement elle-même.

Toutefois, et parce que nous voulons être justes, surtout vis-à-vis d'adversaires qui ne se piquent pas cependant, en général, de beaucoup de bienveillance à notre égard, nous devons reconnaître, comme circonstance atténuante pour ceux des médecins de l'ancienne école qui n'ont pas, vis-à-vis de l'homœopathie, un parti pris de négation absolue, qu'il est difficile d'asseoir sa conviction sur les résultats de la pratique privée; qu'à certains égards, il faut une prudente réserve vis-à-vis des faits qu'on ne peut pas facilement contrôler, et vis-à-vis des médecins sur l'intelligence ou la bonne foi desquels on ne peut pas compter avec certitude. Mais, ces réserves posées, et dans une limite que le bon sens doit étroitement circonscrire à l'égard de médecins offrant des garanties de science et de moralité, il est souverainement injuste et déplorable que l'on veuille faire abstraction complète des faits recueillis dans ces conditions. A ce compte, l'homœopathie, en France du moins (et nous avons une étrange disposition à n'ajouter foi qu'aux résultats nationaux), semblerait pour bien longtemps encore condamnée, par la force des choses, à une fin de non-recevoir, par ceux qui nous ferment obstinément les hôpitaux, nous interdisant ainsi les moyens de démonstration qu'ils nous somment de donner. Heureusement il n'en sera pas ainsi : l'éclat de certaines cures homœopathiques attire quelquefois à la lumière des médecins en position officielle d'expérimenter, et ayant assez de bonne foi pour avouer qu'ils ont eu le courage d'abandonner une médecine à laquelle ils ne pouvaient pas croire, tant elle offre peu de certitude, pour une science à principes inébranlables, à déductions rigoureusement logiques et justifiées par de remarquables démonstrations. Aussi avons-nous appris sans étonnement que l'un des plus brillants médecins des hôpitaux de Paris, dont les récents travaux sur l'emploi de l'*aconit.* dans le traitement de la pneumonie ava'ent attiré l'attention du monde médical, est arrivé, lors de l'épidémie cholérique, à compléter la démonstration qu'il poursuivait sur toutes les formes morbides dans le service médical dont il est chargé, et que, vaincus par les succès qu'il a pu leur faire toucher du doigt, les médecins des hôpitaux vont convier l'homœopathie, la doctrine jugée et proscrite avec tant de légèreté par l'Académie royale de médecine, à faire toutes ses preuves dans un service public. Si cette expérimentation est faite et acceptée de bonne foi, la partie est gagnée, et nos détracteurs d'aujourd'hui deviendront les croyants de demain.

Nous appelons ce résultat de tous nos vœux, et nous espérons que la raison publique y pousserait efficacement, si nous étions encore frappés par le fléau qui, trop longtemps, a pesé sur nos populations. L'expérience de l'efficacité des remèdes homœopathiques, soit pour préserver, soit pour guérir, a été faite par un trop grand nombre de personnes, pour que le résultat ne reste pas invinciblement acquis, et ne pèse pas dorénavant d'un très-grand poids sur les habitudes et l'hygiène de la population toulonnaise. L'amoindrissement de la maladie, la diminution du nombre des atteintes, la plus grande curabilité des accidents devant être le résultat nécessaire de la généralisation de l'hygiène homœopathique et de l'emploi des agents préventifs qu'elle préconise, nous croyons devoir entrer dans quelques détails sur ce sujet.

L'homœopathie a énoncé que certains médicaments, pris dès le début d'une épidémie cholérique, agissaient à la manière des inoculations contre diverses maladies infectieuses, et préservaient presque infailliblement les personnes qui, en en faisant usage, se soumettaient au régime homœopathique. Cette assertion a été justifiée à Marseille et à Toulon, comme elle s'était vérifiée à Saint-Pétersbourg et à Paris. Aucun de nos clients ayant fait usage des préservatifs homœopathiques, lorsqu'il suivait le régime conseillé par nous, n'a été sérieusement atteint par l'épidémie. En présence de ces résultats, que j'appellerai presque inespérés, n'y aurait-il pas lieu, pour une administration intelligente, lors du début d'une épidémie cholérique, à en conseiller l'usage en proscrivant les boissons alcooliques et les infusions excitantes, dont l'ignorance a si malheureusement abusé, et dont nous avons eu à constater si souvent les désastreux effets, alors que nous étions appelé à combattre le fléau chez des individus qui avaient cherché à le faire avorter par le rhum, le punch ou le café à hautes doses.

Au lieu donc de couvrir les murs de prescriptions hygiéniques qui ne sont pas comprises ou qui ne peuvent pas être

suivies par le plus grand nombre, et que connaissent surabondamment ceux qui peuvent s'y conformer, il suffirait, si de
nouvelles éventualités menaçaient notre ville, de conseiller :
l'usage des préservatifs homœopathiques, la privation de liqueurs, d'infusions excitantes, de parfums quelconques, et
autant que possible d'aliments indigestes ; enfin, la plus
grande propreté dans l'habitation, une aération suffisante, des
vêtements chauds. Quant à la propreté extérieure, rien ne
devrait être changé aux mesures habituelles, car il est déplorable et douloureux de voir des précautions exceptionnelles
être prises dans les cités, comme si tout ce qui touche à la
santé publique ne devait pas être habituellement la combi-
naison la plus savante de toutes les ressources de l'hygiène ?

Les fâcheux effets des liqueurs alcooliques ne se sont pas
fait sentir seulement dans l'hygiène des individus vivant sous
l'influence cholérique ; ils ont éclaté surtout dans le traitement
du fléau, dont ils formaient la base pour beaucoup de nos confrères allopathes. Ils n'ont pas dû s'applaudir beaucoup du
punch ni du rhum, pas plus que d'autres de l'éther, des
opiacés ou de l'ammoniaque. Même en raisonnant au point de
vue de l'allopathie, il est facile de se rendre compte des dan-
gers de ces traitements.

Le choléra, pour la plupart des médecins instruits qui l'ont
observé, est une maladie qui frappe surtout le centre nerveux
rachidien et les plexus nerveux de la vie organique, qui tirent
en grande partie leur origine de la moelle épinière. L'affaiblissement de l'influence nerveuse, la sidération terrible qui se
manifestent par les symptômes les plus redoutables du fléau
indien, et qui se révèlent encore, même après la guérison,
par l'interminable longueur des convalescences, sont autant
d'indices du danger des médications qui ont été le plus en fa-
veur parmi nos adversaires pendant l'épidémie que nous ve-
nons de traverser.

Les alcooliques, comme les excitants de toute espèce, pro-
duisent une réaction plus ou moins intense, mais dont les effets sont constamment suivis d'une dépression vitale, d'autant
plus absolue que la réaction aura été plus forte. Après la cha-

leur et la sueur factices, refroidissement glacial ; après la surexcitation artificielle, débilitation profonde, dont aucun effort,
aucune excitation, ne peuvent plus tirer le malade, désormais
voué à la mort.

Que dirons-nous des opiacés, dont les effets primitifs sont
de frapper de stupeur le système nerveux, et qui, donnés à
fortes doses, ont inévitablement pour effet d'aggraver la ma·
ladie ? Nous concevrions l'emploi de l'opium à doses homœopathiques, et, dans la période de convalescence, nous en avons
constaté plusieurs fois les bons effets pour relever les forces
vitales trop profondément déprimées ; mais aux doses allopathiques, et par leurs effets primitifs, les opiacés ont été, dans
les cas de choléra confirmé, suivis d'effets promptement mortels, ou irrévocablement dangereux.

Enfin, que penser des applications de sangsues faites dans
le but de calmer le brûlement épigastrique : symptôme si douloureux, si général, et qui, chez des sujets débilités, en proie
à toutes les tortures d'un éréthisme nerveux désordonné,
étaient doublement contre indiqués par la saine physiologie et
par une thérapeutique intelligente ?

Voilà cependant quelles ont été les ressources de nos adversaires pendant l'épidémie cholérique ; aussi ne trouvera-t-on
pas étonnant que, même dans la pratique des hôpitaux, si favorisée par la scrupuleuse observation de l'hygiène et l'administration régulière des médicaments, le chiffre des décès ait
été, si nos renseignements sont exacts, de un sur deux malades traités.

Le choléra a débuté à Toulon par quelques cas isolés, aux-
quels on ne prêtait pas une sérieuse attention, bien que nous
fussions menacés par le voisinage de Marseille. Plusieurs médecins appelés à voir des cholériques nièrent l'invasion du
fléau ; il fallut un développement formidable et presque subit,
aux yeux de ceux qui n'en suivaient pas la filiation lente mais
continue, pour établir la conviction de l'envahissement de la
maladie. En pareille occurrence, nous ne croyons pas qu'il
soit prudent de garder le secret sur les éventualités d'une épidémie. Outre qu'il est préférable de donner le temps aux ad-

ministrations municipales de prendre les mesures qu'elles jugent convenables, il est évident que l'émigration, laissant moins de prise à l'influence épidémique, et éloignant les personnes dont le moral est désarmé devant un invisible ennemi, doit être favorisée et avoir lieu le plus tôt possible, pour ne pas exposer aux chances de dissémination des germes morbifères par ceux qui y ont recours. Les médecins ne doivent pas oublier ce qui eut lieu en 1835, et les lamentables épisodes d'une fuite tardive; de   plus fuyant avec les germes de maladie la ville décim   aient mourir sur les grands chemins, privés de tout secours, abandonnés quelquefois par leurs proches, frappés de la démence de la peur.

Les premiers cas isolés s'étaient montrés dans la ville dès la deuxième quinzaine d'août; le développement de l'épidémie ne se manifesta que dans la deuxième quinzaine de septembre. Il s'écoula donc un mois entre la menace et la réalisation, un mois qui fut perdu pour la municipalité, car, sauf une ambulance homœopathique, spontanément ouverte dans les bureaux d'un journal de notre ville, et qui fonctionna dès les premiers jours, les secours de nuit ne furent organisés que lorsque l'épidémie tendait à décroître, et alors qu'ils étaient devenus moins nécessaires. Nous ne mentionnons cette circonstance que pour étayer notre précédente assertion, et pour prouver qu'on ne saurait trop se mettre en garde dès l'apparition d'indices significatifs.

Les premières atteintes ne furent pas toutes sans gravité; presque tous les symptômes caractéristiques de choléra se montrèrent chez la plupart des individus malades, et quelques-uns succombèrent dans la période cyanique. Dès cette première phase, la santé publique commença à recevoir de notables atteintes. Chose remarquable : un mois au moins avant le développement du fléau, les maladies saisonnières étaient devenues très-rares, comme si l'approche de la grande épidémie avait fait taire toutes les autres maladies. Au milieu des nouvelles désastreuses qui nous arrivaient de la ville voisine, ce calme était gros de tempêtes, et cette immunité sinistre. Bientôt la menace suspendue sur nos têtes éclata.

Comme dans l'épidémie de 1835, le choléra indien se montra parmi nous avec le cortège de ses symptômes les plus redoutables : anéantissement des forces, invasion subite d'un froid mortel, paralysie du tube digestif, à la surface duquel, comme dans une membrane inerte, les produits excrémentiels coulaient incessamment ; la voix se cassait, l'haleine devenait froide, une sueur glacée ruisselait à la surface du corps comme la sérosité dans l'intestin : une angoisse terrible resserrait la poitrine, qui cherchait vainement l'aliment de la respiration ; l'estomac brûlait comme par un charbon, et occasionnait une soif ardente, insatiable, furieuse, qui venait augmenter les souffrances du malade, se tordant en d'incroyables agitations ; la peau revêtait la coloration bronzée de la période cyanique ; le pouls s'éteignait, et la conscience presque intacte, dans un corps qui sentait déjà le cadavre, assistait effrayée à cet anéantissement profond, à cette décomposition rapide de la matière de l'existence.

Les symptômes qui dominaient dans cet effrayant ensemble étaient l'angoisse, le brûlement épigastrique, l'agitation, le désespoir, la soif ardente et l'asphyxie : les crampes, si douloureuses et si fréquentes dans les autres épidémies, ont été comparativement rares pendant l'épidémie de 1849, et en général, lorsqu'elles se sont manifestées, elles étaient ou peu douloureuses ou passagères.

Les maladies qui se manifestaient, autres que le choléra, participaient facilement de la maladie régnante, et les dérangements des fonctions intestinales étaient tenaces et fréquents. Constamment, même dans les cas les plus graves, ceux qui sont caractérisés de foudroyants, des symptômes précurseurs d'une intensité médiocre, et qui par cela même n'attiraient pas sérieusement l'attention, n'éveillaient pas efficacement la sollicitude, se développaient plus ou moins longtemps à l'avance : ils consistaient surtout en diarrhée ; d'autres fois, en une sensation plus ou moins générale d'un froid glacial, en une dépression marquée des forces vitales. Cette période prodromique était d'une durée variable ; nous l'avons vue ne pas dépasser deux heures, et se prolonger pendant trois septé-

naires. (*Voir l'observation de Ganivet.*) Le plus souvent les in-
vasions par le froid général dénotaient une altération profonde de l'innervation, et, lorsque la maladie n'était pas im-
médiatement enrayée, les symptômes les plus graves en dé-
coulaient habituellement. Après que les accidents cholériques
étaient conjurés, il n'était pas rare de voir surgir une
complication typhoïde, dont il était souvent difficile de se
rendre maître, et qui emportait le malade. Enfin, la convalescence a été signalée par des accidents nerveux ; et l'atonie
du tube digestif explique la longueur des convalescences qui
sont devenues interminables, surtout pour les personnes à
système nerveux très impressionnable, qui ne pouvaient pas
se soustraire à temps aux influences de la localité.

Pendant tout le temps de l'épidémie, à partir du moment
où elle se développe avec intensité, et jusqu'à la fin de toute
maladie, on vit apparaître à côté du choléra une autre affection moins prompte dans sa marche, d'une nature moins im-
médiatement mortelle, mais qui dénotait aussi une profonde
altération de l'influx nerveux ; nous voulons parler de la
suette.

Les accidents de cette maladie consistaient surtout en sueurs
abondantes, précédées ou suivies d'un froid glacial, partiel
ou général, contre lequel échouaient tous les moyens exté-
rieurs de réfocillation. Avant les sueurs, ou consécutivement
à leur apparition, se manifestaient une débilitation profonde,
une angoisse précordiale extrême, un découragement et une
anxiété extraordinaires, même chez les natures le plus fortement trempées ; enfin, une telle susceptibilité du tube digestif, que nuls aliments solides, et même liquides, ne pouvaient
de longtemps être supportés. L'apparition des symptômes af-
fectait une certaine périodicité quotidienne, mais plus souvent tierce, et, après quelques accidents de vomissement ou
de diarrhée qui imposèrent quelquefois, pour une véritable
invasion de choléra, les évacuations alvines restaient suspendues pendant un très-long temps sans que le malade, alors
même qu'il supportait l'aliment solide, parût autrement en
souffrir.

La fièvre typhoïde s'est aussi montrée simultanément avec le choléra, soit après l'apparition des symptômes de la maladie régnante et comme terminaison, soit indépendamment des accidents les plus habituels. Cette forme était très grave, presque toujours mortelle ; elle semblait emprunter aux influences morbifères sous l'empire desquelles nous vivions une dépression plus marquée du système nerveux, une stupeur plus profonde, une incurabilité plus opiniâtre. Cette redoutable forme morbide s'accompagnait de diarrhée ou de constipation, de soif ardente, de sueurs profuses ou de chaleur brûlante et de délires violents.

Le choléra débutait constamment, avons-nous dit, par des accidents prodromiques plus ou moins intenses, depuis la diarrhée simple, la nausée légère, jusqu'au froid général le plus intense, la prostration des forces la plus absolue. Lorsque ces accidents étaient soignés à temps, ils cédaient assez facilement et ne passaient pas outre ; mais, lorsqu'ils étaient négligés ou soignés à contre-sens, ils étaient suivis d'accidents plus graves : le vomissement survenait, la diarrhée, de colorée, devenait séreuse et semée de flocons albumineux, les forces étaient anéanties, les yeux s'excavaient, la peau se refroidissait rapidement, et les urines étaient suspendues ; la voix s'éteignait ou se cassait, l'angoisse, l'agitation, l'asphyxie, se prononçaient de plus en plus ; la diarrhée et les vomissements s'arrêtaient ; la cyanose survenait, le pouls cessait de battre aux extrémités, d'où la vie se retirait pour refluer toute à la tête. A ces diverses périodes, la curation était encore possible, mais les chances de succès diminuaient, on le comprend, à mesure que la vie allait s'éteignant, que le système nerveux recevait de plus mortelles atteintes. Nous devons signaler, comme un fait de symptomatologie curieux, et comme un renseignement physiologique intéressant, que plusieurs fois des ascarides lombricoïdes furent rencontrés morts dans les selles ; la vie se retirait de ces entozoaires parasites en même temps qu'elle semblait abandonner leur support nourricier.

L'efficacité du traitement homœopathique, la sûreté de son

application, la certitude scientifique de ses résultats, se sont
révélés à toutes les périodes de la maladie.

Au début, et pour arrêter la diarrhée *colorée* des prodromes, *chamom.* trois globules de la 12ᵉ dilution à sec sur la
langue, ou, lorsqu'elle était très-abondante, une goutte de la
12ᵉ dilution dans cent grammes d'eau par cuillerées d'heure
en heure, s'est montrée presque toujours efficace. Cependant,
assez souvent, ce remède n'a produit qu'un effet palliatif, et
la diarrhée reparaissait après un intervalle plus ou moins
long. Dans ce cas, *sulph.* 5/30ᵉ l'arrêtait définitivement.

Dans un cas de diarrhée redevenue colorée, après cessation des vomissements, où *sulph.* avait été inefficace, *phosph.*
arrêta ce symptôme, qui épuisait le malade déjà fort affaibli.
(*Voir l'observation de Blum.*)

Lorsque la diarrhée devenait séreuse, et que les vomissements n'avaient pas encore paru, *acide phosphorique* s'est
montré quelquefois efficace, et nous le verrons (*observation de
Laville*) arrêter même instantanément une diarrhée séreuse
avec vomissement. Mais ce médicament est loin d'avoir toujours répondu à notre attente. Nous étions alors obligé d'a-
voir recours à *veratrum*, à *secale cornut.* ou à *sulph. Veratr.*
convenait quand la diarrhée s'accompagnait de froid général
ou partiel et de débilitation rapide; *secale cornut.* quand il
semblait y avoir paralysie des sphincters, et dans la diarrhée
des vieillards ou des personnes affaiblies par la misère et de
longues privations.

Sulphur réussissait lorsque les deux autres remèdes
échouaient.

Si le choléra débutait par une sidération profonde du système nerveux, par un froid général ou par des frissons pas-
sagers, mais revenant à de fréquents intervalles, l'*esprit de
camphre* de Hahnemann rétablissait la chaleur, amenait une
abondante transpiration, et, dans l'immense majorité des cas,
mettait fin d'une manière définitive à tous les accidents. (*Voir
une exception à l'observation de Ganivet.*) Ce médicament a
rendu de très-grands services pendant l'épidémie toulon-

naise, et l'on peut dire qu'à bon titre il est devenu un remède populaire.

Lorsqu'à la diarrhée venaient se joindre les vomissements, tant que les évacuations alvines conservaient de la couleur, *ipecac.* était indiqué. Ce remède convenait admirablement aux symptômes gastriques et à la prédominance des vomissements bilieux.

Aux évacuations séreuses, décolorées avec refroidissement des extrémités et de la langue, yeux excavés, angoisse précordiale, *veratrum* répondait parfaitement. Dans ces circonstances et dans les manifestations symptomatiques les plus graves, même la cyanose, ce remède a soutenu sa vieille réputation, et il est rare qu'un cas de choléra se soit présenté où il n'ait été indiqué soit seul, soit alterné avec d'autres médicaments.

Lorsque la diarrhée s'échappait involontairement, et que les selles abondantes coulaient incessamment sans que le malade en eût conscience, *secale cornutum* a été le spécifique irrésistible.

Si l'agitation, les mouvements violents et les efforts pour s'échapper du lit, les vomissements avec sensation brûlante à l'épigastre, se joignaient à une soif délirante, et que rien ne semblait pouvoir assouvir, *arsenic.* 6e ou 12e dilution, une goutte dans cent cinquante grammes d'eau, par cuillerée de quart d'heure en quart d'heure, calmait tous ces symptômes, après un temps plus ou moins long; il a fallu quelquefois insister pendant deux ou trois jours sur le remède pour obtenir les résultats attendus. (*Voir l'observation de Blanche Pauline.*)

On a conseillé dans la période asphyxique, au degré de cyanose le plus avancé, *carb. vegetabilis* et *acide hydrocyanique.* Le premier de ces remèdes n'a donné de résultat vraiment admirable que dans un seul cas (*voir l'observation de Joseph Manne*), alterné avec *acide hydrocyanique*; il a provoqué des réactions puissantes, mais non durables, dans le cas de Marie Pouyerel, mais en général les effets produits n'ont pas répondu à notre attente.

L'*acide hydrocyanique* ne s'est pas montré non plus complétement efficace, soit que, préparé depuis trop longtemps, le médicament se fût altéré, ce qui est assez probable, vu la facilité avec laquelle il se décompose, soit que l'emploi n'en fût pas rigoureusement homœopathique.

Cuprum a presque toujours réussi à arrêter les crampes ; nous avons dit que ce symptôme était bien loin d'être constant dans l'épidémie actuelle.

Nux vomica nous a été d'un bon secours pour arrêter des vomissements qui avaient résisté à *veratrum* et à *arsenic*. (*Voir l'observation de mademoiselle Varène.*)

Belladona, enfin, a toujours parfaitement répondu aux symptômes cérébraux : délire furieux avec envie de mordre, de battre, de déchirer.

Rhus et *bryon.* ont été souvent administrés avec succès dans la période typhique, concurremment avec *sulphur* et *belladona*.

Au reste, dans quelque période de la maladie que nous ayons été appelé, lorsque le malade avait fait usage de médicaments allopathiques ou d'infusions excitantes, nous commencions par donner quelques doses d'*esprit de camphre*, pour antidoter les effets des médications antérieures, et toujours, chose remarquable, lorsque le malade était dans une de ces réactions factices et éphémères que l'allopathie créait au moyen de ses *excitants diffusibles*, l'*esprit de camphre* refroidissait presque instantanément le corps, et ce refroidissement devenait le point de départ d'une bonne et solide réaction. Si le malade avait fait usage de boissons alcooliques, le traitement commençait par quelques doses de *nux vomica*. Les observations suivantes vont justifier les prémisses que nous avons posées ; elles démontreront surabondamment l'efficacité, la puissance, des doses infinitésimales, et, si les résultats que nous obtenons ne sont pas aussi brillants que ceux qui seront publiés par le docteur Chargé, notre ami et notre maître, au moins restera-t-il prouvé que c'est notre inexpérience qu'il faut en accuser et non notre doctrine.

Nous serons naturellement forcé d'écourter beaucoup nos

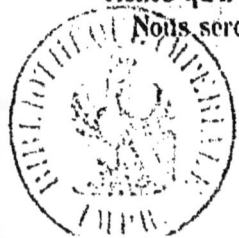

observations, pour qu'elles ne dépassent pas les limites que nous impose le cadre de la *Revue homœopathique*; nous n'y ferons entrer que ce qui est rigoureusement nécessaire pour établir le caractère cholérique de la maladie, avec les explications thérapeutiques qui ont découlé de l'ensemble des symptômes observés.

PREMIÈRE OBSERVATION. — Prat, sergent de marine, rue de la République, 59, habite avec sa famille deux petites pièces au cinquième étage (quatre personnes) : tempérament sec et bilieux, grand fumeur, sujet aux irritations intestinales.

Le 22 août, à la suite d'une diarrhée qui durait depuis sept à huit jours, il est pris dans la soirée de vomissements, les selles jusqu'alors colorées étaient devenues séreuses avec des flocons albumineux, les vomissements étaient aqueux et duraient depuis deux heures lorsque je fus appelé; le malade était dans l'état suivant :

Faciès décomposé, yeux caves, sueurs froides au visage et angoisse avec agitation, voix cassée, débilitation profonde, langue froide, sensation de brûlement à l'épigastre et soif ardente; les urines sont supprimées, quelques crampes légères se font sentir dans les membres inférieurs, qui sont froids.

Prescription. — *Met. alb.* 30°, une goutte dans cent cinquante grammes d'eau distillée, une cuillerée de quart d'heure en quart d'heure, en alternant avec *veratrum* 12°, une goutte dans cent cinquante grammes d'eau distillée.

Le 23, la chaleur est revenue dans les membres et à la langue; réaction complète. Les vomissements ont cessé, les urines ont reparu, la face est animée, et d'abondantes sueurs couvrent le corps; dans la nuit, le malade a éprouvé de violentes coliques, qui se sont calmées à mesure que la diarrhée redevenait colorée.

Le 24, les sueurs continuant et affaiblissant beaucoup le malade, je les arrête avec *bryon.* 5/12°. La convalescence se prononce le 25, jour où la diarrhée cesse; elle est complète le 28. Prat a conservé, pendant toute la durée de l'épidémie, une sensation de brisement dans les membres et une grande susceptibilité intestinale.

DEUXIÈME OBSERVATION. — Mademoiselle N... N..., majeure, demeurant au Pont-du-Lac, dans une maison grande et bien exposée qu'elle habite avec son père, vit dans une grande aisance : tempérament délicat, constitution nerveuse, moral excellent.

Dans la nuit du 15 au 16 septembre elle est prise, au milieu de son sommeil, d'une sensation de froid glacial avec angoisse extrême, anéantissement des forces, et sensation de décomposition de la vie, comme si elle était sur le point de mourir. La malade, ayant l'idée de sa mort prochaine, peut encore se traîner jusqu'à l'escalier et appeler sa femme de chambre; on accourt, on cherche à la réchauffer, mais la vie semble avec la chaleur abandonner les extrémités. La famille avait sous la main l'instruction du docteur Chargé : les symptômes éprouvés sont bien ceux de l'*esprit de camphre*; on y a recours, et, dès les premières doses, un sentiment de bien-être fait suite au réchauffement intérieur ; avec le froid disparaissent l'angoisse et l'appréhension de la mort, une sueur copieuse s'établit et la fièvre s'allume. Le 16, il paraît quelques nausées qui n'aboutissent pas sous l'influence de *bryone*; les sueurs s'arrêtent, et *ipecac* fait justice des nausées qui persistaient. Le 18, la malade sentait renaître ses forces, et s'était déjà levée pour prendre un potage; tout à coup un sentiment de faiblesse profonde la force à regagner son lit. A peine est-elle couchée, d'abondantes sueurs se déclarent et s'accompagnent de soif avec sensation de brûlure à l'épigastre. Ces symptômes se dissipent spontanément, et réparaissent le 20 après une journée assez bonne, le 19. *Met. alb.* arrête les sueurs profuses et fait cesser la sensation de brûlure, mais les forces ne se rétablissent pas; un peu de diarrhée séreuse qui cède à *acide phosphorique* est suivie d'une constipation opiniâtre, que la malade cherche à vaincre par un moyen allopathique qui provoque à deux reprises, à quelques jours d'intervalle, de l'angoisse et des vomissements séreux, avec des flocons albumineux analogues à ceux des déjections alvines.

Trois semaines s'étaient écoulées déjà depuis l'invasion de la maladie; mademoiselle N... n'avait pu prendre que quelques bouillons qui lui répugnaient, quelques potages légers qui provoquaient la nausée, et cette angoisse permanente à l'épigastre, qui lui faisait un supplice de l'approche des aliments.

La malade affaiblie ne quittait plus le lit; un découragement profond, une conviction amère qu'elle ne guérirait pas, ébranlaient son moral si bien trempé dans l'état de santé, et provoquaient même des larmes involontaires; l'humeur devenait inégale : le moindre bruit, la parole amie, la contradiction la plus douce, l'irritaient à un point extrême; les symptômes étaient plus marqués tous les deux jours; il y avait une journée de calme comparatif, où elle prenait avec moins de répugnance les bouillons, dont elle se dégoûta bientôt; elle ne put plus supporter que le lait seul en bouillie avec des fécules. *Nux vom.*, *bellad.*, *bismuth.*, à cause des symptômes gastriques; *mercur.*, en raison de douleurs qui apparaissaient dans le gros intestin et des sueurs habituelles surtout la nuit, produisirent un amendement passager, mais la malade retombait dans son état habituel. Une prise d'*opium* 5/6⁵ développa une aggravation homœopathique très-remarquable qui releva les forces de l'estomac, et fit cesser le goût amer et de fumier qu'il y avait habituellement dans la bouche.

La persistance des symptômes depuis cinq semaines, malgré les remèdes les plus homœopathiques, tenait évidemment à deux causes : l'influence épidémique à laquelle la malade ne voulait pas se soustraire, à cause de son père qui n'aurait pas pu l'accompagner, et un état psorique contre lequel j'employai avec le plus grand succès *sulph.* puis *lycopod.* L'appétit revint, les selles se régularisèrent; mais il s'était écoulé deux mois depuis l'atteinte cholérique, avant que la guérison ne fût complète.

Ce qui est caractéristique dans cette maladie, c'est la prostration extrême, la débilitation profonde du système nerveux, la désharmonisation des influences qui président à la digestion et à l'innervation générale : aucun des malades confiés à mes soins n'a présenté ces phénomènes à un si haut degré, c'est ce qui explique et justifie la grande part donnée à cette observation.

TROISIÈME OBSERVATION. — Virginie, vingt-quatre ans, domestique chez madame L..., rue de la République, 57, revenant le 17 septembre de Saint-Mandrier, fut prise du mal de mer, et vomit abondamment. Elle éprouva, en arrivant à terre, un sentiment de faiblesse inusité. (Elle avait souvent le mal de mer pendant les traversées de Toulon à Saint-Mandrier, où elle allait assez fréquemment avec madame L...) A peine arrivée à la maison, une diarrhée violente se déclare, avec flocons albumineux, débilitation profonde et froid glacial, crampes violentes qui tordent les membres et qui arrachent des cris de douleur, voix éteinte, altération des traits de la face ; les yeux se cavent, et une sueur froide inonde le visage. Les urines se suppriment, la malade s'agite et ne peut trouver de repos nulle part ; la nuit du 17 au 18 est affreuse, les crampes redoublent de violence, et la diarrhée caractéristique continue abondante. *Cuprum* 12e, une goutte dans cent cinquante grammes d'eau distillée, une cuillerée de quart d'heure en quart d'heure, calme ce symptôme si douloureux, et permet à la malade de goûter un peu de repos. Le 19, les crampes reparaissent moins violentes, la diarrhée persiste moins fréquente. On m'apprend que Virginie est sujette à des crampes légères et à des attaques d'hystérie. Je crois devoir changer la médication, et, doutant de la nature cholérique de ce symptôme, je prescris *hyoscyamus* 5/12e dans cent grammes d'eau distillée, une cuillerée d'heure en heure. Le 20, les crampes ont reparu avec toute leur douloureuse intensité : nuit agitée, anxieuse, sans sommeil. le froid des extrémités a reparu, la diarrhée est toujours abondante. Je renouvelle la potion de *cuprum*, qui calme les crampes, dont la persistance m'inquiète, car elles agissent fortement sur le moral de la malade, qui se désespère, et dont le visage est décomposé par l'angoisse et par la douleur. Le 21, je prescris *cuprum* alterné avec *metal. alb*. Ces deux remèdes combinés font disparaître les crampes sans retour, et la diarrhée s'arrête pour reparaître le surlendemain sous l'influence d'un potage léger, avec le caractère cholérique. *Secale cornutum* pallie ce symptôme, qui affaiblissait beaucoup la malade, mais la guérison complète n'est obtenue que par *sulph*. La maladie avait duré en tout quinze jours.

Je n'ai plus rencontré, pendant l'épidémie, le symptôme *crampes* aussi douloureux; il est incontestable que cette circonstance tenait ici à l'état habituel du système nerveux.

QUATRIÈME OBSERVATION. — Chavet, trente-deux ans, facteur aux Messageries nationales, rue des Pommiers, 19, où il habite, au troisième étage, avec sa femme et son enfant, une petite pièce mal aérée, est pris, dans la nuit du 13 au 14 septembre, de vomissements et de diarrhée. Sensation de froid général, angoisse et agitation, voix affaiblie, urines supprimées; la réaction se prononce sous l'influence de l'*esprit de camphre*, sueurs profuses, chaleur et rougeur de la face; *Bryon.* arrête ces symptômes, fait cesser les sueurs et la diarrhée, mais les nausées persistent, *ipecac*. en fait justice. Le malade, pris d'un appétit vif le 15, au matin, prend une tasse de chocolat qui rappelle la diarrhée et les vomissements, une nouvelle dose d'*ipécac*. fait cesser cet état morbide, et la convalescence, grâce à un régime sévère, était complète trois jours après.

L'*esprit de camphre* a agi d'une manière rapidement favorable, quoique déjà les vomissements et la diarrhée se fussent montrés, en déterminant une bonne réaction.

CINQUIÈME OBSERVATION. — M. J. Hector, capitaine de vaisseau, rue Saint-Roch, 4, récemment guéri d'une maladie chronique du gros intestin, caractérisée par une diarrhée débilitante, avait, depuis cinq ou six jours, été repris de sa diarrhée, lorsque le 19 septembre, à neuf heures du soir, trois heures après un repas assez copieux qui n'avait produit aucune incommodité, puisque le malade se promenait une heure auparavant, il est pris dans son salon d'un froid subit et général, avec besoin d'aller à la selle. Une évacuation très-abondante de matières grisâtres affaiblit profondément le malade, suivie à de courts intervalles par d'autres évacuations moins abondantes, entièrement séreuses avec flocons albumineux. Mandé à la hâte, j'arrive une demi-heure à peine après l'invasion. Le malade était dans l'état suivant :

Décubitus dorsal, traits de la face décomposés, angoisseux, abattus, sueurs froides, yeux excavés, voix chevrotante et cassée, prostration et immobilité affaissée, interrompue par de grands et brusques mouvements du corps. Nausées et oppression à l'épigastre, avec malaise général, froid et impossibilité de se réchauffer le corps avec brûlement à la tête. *Bryon.* 6/12° dans un demi-verre d'eau, une cuillerée de cinq en cinq minutes. Chaque cuillerée de la potion augmente l'angoisse épigastrique, au point que le malade en redoute l'administration. A la quatrième cuillerée, un abondant vomissement a lieu de matières alimentaires non digérées. Soulagé un moment, le malade est repris de vomissements séreux, les selles continuent peu abondantes, mais rapprochées et débilitantes ; la voix s'éteint, des crampes surviennent aux mollets, la langue est glacée, l'haleine froide ; un amaigrissement incroyablement rapide a, en moins de deux heures, complétement transformé la physionomie ; agitation extrême, asphyxie, froid glacial des extrémités. *Veratrum* 8/12° dans cent cinquante grammes d'eau distillée, une cuillerée de cinq minutes en cinq minutes, puis de quart d'heure en quart d'heure, arrête les vomissements, mais la diarrhée continue séreuse et débilitante, une soif ardente se déclare, les urines sont entièrement supprimées.

Le 20, la nuit a été mauvaise ; dans les intervalles de calme, entre les vomissements et la diarrhée, le malade, extrêmement affaibli, tombait dans un assoupissement pénible, interrompu par de brusques et involontaires mouvements. La voix est cassée, elle était, dans l'état normal, ample et sonore. La diarrhée continue séreuse, les urines n'ont pas reparu. — *Secale cornutum* 5/12ᵉ dans cent cinquante grammes d'eau distillée, une cuillerée de demi-heure en demi-heure, transforme la diarrhée cholérique en diarrhée colorée. — Dès que la bile est revenue dans l'intestin, les urines reparaissent, le malade a des intervalles de repos plus longs, pendant lesquels il dort d'un sommeil qui ressemble à du coma, mais qui est suivi de bien-être. La sensation de froid a complétement disparu. Une réaction complète s'est prononcée, le pouls est devenu large et fréquent, la face rouge, les yeux un peu turgides. Une dose d'*aconit*, calme l'excitation fébrile, et la soif persistant ardente, impérieuse, *métal. alb.* 5/30ᵉ dans cent cinquante grammes d'eau distillée, une cuillerée d'heure en heure, la modère peu à peu en arrêtant la diarrhée sans retour.

Le troisième jour, je permets un peu de bouillon de veau, et, l'amélioration se soutenant, le 22, du bouillon de viandes adultes, continué pendant deux jours, demi-tasse d'heure en heure. Le malade supporte courageusement la privation presque absolue de boissons, aussi sa convalescence fait-elle de rapides progrès. La voix reprend peu à peu son timbre normal, la physionomie son expression habituelle. Pendant douze jours, l'intestin cesse de manifester son activité, une selle normale est obtenue alors après une dose de *nux vomica*, et, dès ce moment, le malade, pouvant satisfaire son appétit, recouvre journellement ses forces. Grâce à la scrupuleuse observation du régime, il pouvait, trois semaines après l'invasion de la maladie, reprendre son service dans l'escadre.

J'ai esquissé cette observation avec assez de détails, parce qu'il a été dit que j'avais traité chez M. J... une indigestion; c'est l'argument habituel de l'allopathie, qui ne nous accorde pas que nous puissions guérir un choléra grave.

Ce cas est intéressant en outre à divers égards : ainsi, malgré les circonstances défavorables d'invasion en pleine épidémie et dans la période d'augment, chez un malade atteint de maladie chronique du tube digestif, la guérison a été rapidement obtenue, car le sujet était vierge de toute médication, ce qui a permis aux remèdes homœopathiques de déployer toute leur efficacité, et la convalescence a été comparativement très-courte, parce que le malade a suivi scrupuleusement les prescriptions hygiéniques que nous lui avions formulées.

SIXIÈME OBSERVATION. — Clarice, fille de dix-neuf ans, domestique chez madame Bois, marchande de bonneterie, place Cathédrale, où elle n'est placée que depuis un mois, est d'une constitution robuste, mais fatiguée par une mauvaise et insuffisante alimentation. Elle avait depuis deux jours une diarrhée qu'elle avait négligée. Le 21 septembre, elle est saisie d'un froid général, auquel succèdent des nausées suivies de vomissements peu abondants, mais extrêmement douloureux. La diarrhée devient grisâtre avec flocons albumineux, de colorée qu'elle avait été jusque-là ; angoisse, sueurs froides au visage et froid aux extrémités, langue glacée, voix brisée depuis le matin, suppression des urines. Des crampes courtes, mais violentes, se font sentir aux mollets. *Veratrum*, alterné avec *cuprum*, arrêtent les vomissements et font cesser les crampes, mais la diarrhée persiste débilitante, une sensation de brûlure, avec soif ardente, se déclare au creux de l'estomac, la malade s'agite et veut s'enfuir de son lit. *Metal. alb.*, continué pendant trois jours avec persistance, parvient à calmer ces symptômes, la diarrhée s'arrête, les urines reparaissent. — Le quatrième jour de la maladie, la malade, à peine convalescente, est emmenée par sa mère, malgré mes instances. A peine levée, la malade est reprise d'un froid glacial, et je la crois vouée à la mort; je l'ai revue cependant quelques jours après bien portante, elle avait continué chez elle à prendre une potion avec le *metal. alb.*

SEPTIÈME OBSERVATION. — Madame Muraine, rue des Noyers, 1, mère de trois enfants, habite un troisième étage mal aéré. Elle est nerveuse et d'une constitution assez délicate. Le 21 septembre, je suis appelé auprès d'elle. Elle m'apprend qu'elle a la diarrhée depuis deux jours, elle a été saisie tout à coup dans la matinée d'un froid violent, avec envie de vomir. La diarrhée, jusque-là colorée, est devenue grisâtre et séreuse, la voix est cassée, les urines ont cessé de couler, froid

des extrémités, langue froide, crampes violentes extrêmement
douloureuses arrachant des cris à la malade, dont le faciès
est altéré. *Veratrum* et *cuprum* alternés font cesser les nausées et la diarrhée, et ramènent la chaleur; mais les crampes,
un moment calmées, reviennent avec opiniâtreté et violence
pendant dix jours, malgré l'administration de *cuprum*, continué avec persistance. La malade, entièrement rétablie,
éprouve de temps en temps des sensations de froid avec
crampes plus ou moins douloureuses; aussi, pour mettre fin
à ces souffrances, qui altèrent l'innervation et sont une menace permanente, je conseille à la malade de s'éloigner de
Toulon. Je l'ai revue depuis la fin de l'épidémie, et elle m'a
appris qu'elle s'était bien portée pendant son éloignement de
la ville.

HUITIÈME OBSERVATION. — Nègre, boulanger, âgé de vingt-
cinq ans, demeurant rue des Beaux-Esprits, 25, d'une santé
robuste, a, depuis deux jours, un malaise général avec frissons; il ne peut pas travailler, ni prendre d'aliment. Le 25
septembre, il est pris d'un froid glacial avec diarrhée séreuse
et vomissements de même nature, langue glacée, haleine
froide, sueurs profuses glacées, froid des extrémités, angoisse,
agitation, asphyxie. *Veratrum* ramène la chaleur et fait cesser
les vomissements. Une réaction violente succède au froid, le
pouls bat avec violence, la face se congestionne, délire, soif
ardente, le malade se plaint d'avoir un charbon allumé dans
l'estomac et veut s'enfuir de son lit. *Metal. alb.* 6° une goutte
dans cent cinquante grammes d'eau, une cuillerée de quart
d'heure en quart d'heure, ramène le calme et fait cesser la
sensation douloureuse, en même temps qu'il arrête la diarrhée.

A peine le malade se sent-il mieux, qu'il fait venir une voiture, et s'empresse de s'éloigner de Toulon. J'ai appris que
la guérison ne s'était pas démentie.

NEUVIÈME OBSERVATION. — Piche, âgé de trois ans, demeurant avec son père et sa mère, rue Neuve, 15, est d'une con-

stitution lymphatique. Il est sujet aux dérangements d'entrailles, son appétit est variable et fantasque. Le 25 septembre, appelé auprès de lui, j'apprends qu'il a eu depuis quelques jours de la diarrhée, puis des vomissements, et que, sur les conseils d'un médecin, les parents ont donné à l'enfant de la liqueur de Batavia. La diarrhée et les vomissements n'ont pas cessé. l'enfant a la langue froide et les membres glacés, il est plongé dans un coma dont il sort par intervalles pour se livrer à une agitation désordonnée, pendant laquelle il demande de l'eau avec instance. Urines nulles. Une prise de *camphre* est administrée comme antidote, et une potion avec *mel. alb.* 5/30° est administrée d'heure en heure. La diarrhée et le vomissement s'arrêtent, mais le coma ne cesse que par l'administration de *bellad.* Une imprudence des parents rappelle la diarrhée le 50. L'agitation et la soif reparaissent. La voix est toujours éteinte, et le malade fait de vains efforts pour articuler un son. Yeux excavés. *Mel. alb.* 5/30°, puis *phosph. acid.* 5/12° font cesser les symptômes. Le 4 octobre, il se manifeste une vaste éruption miliaire avec sueurs abondantes, que *rhus* arrête et fait disparaître au bout de deux jours. L'apyrexie se prononce le 7, mais les forces digestives languissent ; *nux vom.*, puis *mel. alb.*, rétablissent cette fonction. La convalescence se prononce au bout de cinq ou six jours, elle ne s'est pas démentie.

Cette éruption miliaire n'a plus été retrouvée par nous dans aucun autre cas.

DIXIÈME OBSERVATION. — Mademoiselle Jacques, âgée de six ans, demeurant rue du Pradel, 15, est d'un tempérament lymphatique, elle s'est jusqu'à ce jour bien portée. Le 24 septembre, elle est prise de diarrhée séreuse et de vomissements. (Elle avait de la diarrhée colorée depuis trois ou quatre jours.) L'enfant était dans l'état suivant : yeux excavés, sueurs froides au visage, voix éteinte, froid des extrémités, urines supprimées, vomissements séreux et selles à l'eau de riz, langue glacée, pouls petit, filiforme, fréquent, presque imperceptible ; agitation et soif ardente, la malade a des mouvements brusques dans son lit et cherche de l'air autour d'elle.

Metal. alb. 30°, une goutte dans cent grammes d'eau distillée, font cesser les vomissements et la diarrhée, qui devient colorée le 29. Des nausées persistent malgré la cessation des vomissements : nous donnons *ipecac.*, puis *chamomille*, mais il survient alors une complication typhoïde, des symptômes cérébraux se déclarent qui s'amendent sous l'influence de *bellad.*, mais à la suite desquels, le 1er octobre, il revient de l'agitation, avec soif ardente, qui cèdent à *met. alb.* Le 6, l'appétit n'était pas encore revenu, et la diarrhée persistait; *sulph.* 5/30°, une prise, détermine une convalescence définitive.

Nous n'avons pas pu donner une analyse plus détaillée de ce cas, qui a nous a fait concevoir bien des inquiétudes, surtout dans la période typhoïde et après la disparition des accidents cérébraux, par la reprise de la diarrhée, qui s'est montrée d'une rare opiniâtreté.

ONZIÈME OBSERVATION. — M. B... (Auguste), lieutenant de vaisseau, âgé de cinquante-deux ans, demeurant rue Neuve, 51, est sujet à des attaques de goutte. Il est pris, le 20 septembre, de sa maladie habituelle : une diarrhée symptomatique, comme le malade en éprouvait à la suite de ces attaques, le fatigue et l'engage à réclamer mes soins. Le 24 septembre, je prescris *antim. crud.* 5/12° dans cent grammes d'eau distillée. La diarrhée ne cède pas, elle devient séreuse, selles nombreuses épuisantes, nausées douloureuses, suppression des urines, voix éteinte, yeux excavés, langue froide, soif ardente, manque d'air, agitation extrême, prostration des forces et découragement profond. Le 27, *met. alb.* 5/12° dans cent grammes d'eau distillée. Le 28, même état, les selles n'ont pas changé de nature ; on a trouvé dans l'une d'elles deux ascarides lombricoïdes. Cette circonstance me détermine à donner *mercure* 12° une goutte dans cent vingt-cinq grammes d'eau distillée. Le 29, les symptômes n'ont pas cédé, les nausées sont continuelles, et ne cèdent qu'à *ipecac.* 6°, une goutte dans cent grammes d'eau distillée. La diarrhée diminue d'intensité sous l'influence de *veratrum* 12°, une goutte dans cent grammes d'eau distillée, et les urines reparaissent. La voix est tou-

jours éteinte et plaintive, une sensation de brûlure se manifeste à l'épigastre, l'agitation est extrême, et le malade veut
quitter son lit. *Vet. alb.* 50°, une goutte dans cent vingt-cinq
grammes d'eau distillée, le 1er octobre, met fin aux symptômes graves, et la diarrhée redevient colorée. Je permets, le 5,
du bouillon de poulet. La langue restant chargée, et l'appétit
étant nul, je prescris, le 4, une dose d'*ipecac.* 5/6°, que je répète
le 5, à la 12e dilution, et, le 6, à la 18e. Dès lors l'appétit renaît et la convalescence se prononce. Le rétablissement a été
lent toutefois, en raison de l'altération profonde de l'appareil
digestif, et le malade a mis un mois entier à se rétablir.

Douzième observation. — Reynaud (Barthélemy), mécanicien, quarante-quatre ans, rue des Pommets, 4, éprouve du
malaise, des frissons partiels ou généraux depuis quelques
jours. Il me fait appeler le 17 septembre ; il a eu, la veille au
soir, une diarrhée abondante et colorée ; il a pris du *veratrum*
sans succès. Le malade est très-alarmé ; il se croit déjà dan-
gereusement atteint, et se préoccupe beaucoup de son indis-
position. *Chamom.* 5/12e ne modifie pas la diarrhée, qui devient séreuse avec flocons albumineux le 29. En même temps
le malade est pris d'une sensation de froid intolérable. *Phosph.
acid.* 12e dilution, une goutte dans cent grammes d'eau, n'empêche pas la maladie de marcher. Le 1er octobre le malade est
dans l'état suivant : faciès altéré, yeux excavés, voix éteinte,
urines supprimées. La langue est froide, les extrémités glacées, quelques crampes se montrent aux mollets, nausées
avec profond accablement, douze à quinze selles dans la nuit,
sensation de brûlement au creux de l'estomac et soif inextinguible. *Metal. alb.* 12e dilution, une goutte dans cent grammes
d'eau distillée, arrête tout ce cortège de symptômes; les urines
reparaissent le 2; les selles redeviennent colorées le 5, et alors
chamom. 6e dilution, deux gouttes dans cent grammes d'eau,
en fait facilement justice. Quelques nausées, un dégoût invincible pour les aliments, cèdent à deux doses d'*ipecac.* le 4 et
le 5. Dès lors, la convalescence se prononce, mais de nouveaux accidents gastro-intestinaux se manifestant, je conseille

au malade de quitter la ville. Il ne s'est bien porté qu'à partir de son émigration.

TREIZIÈME OBSERVATION. — Mademoiselle Jolibas, vingt-quatre ans, couturière, rue du Pradel, 15, ayant des habitudes pieuses et un régime habituellement sobre, d'une constitution lymphatique mais d'un moral excellent, est prise, le 28 septembre, de copieux vomissements d'un liquide séro-albumineux; en même temps froid glacial à la peau, faciès altéré, yeux caves, voix éteinte, suppression des urines. *Ipecac*, 6° dilution, une goutte dans cent grammes d'eau, arrête les vomissements; mais, le 29, il se déclare des crampes violentes qui épuisent la malade par éréthisme nerveux. *Cuprum* 12°, une goutte dans cent grammes d'eau distillée, fait cesser ce douloureux symptôme, auquel succède une diarrhée séreuse, abondante, avec affaiblissement extrême. Agitation et soif ardente le 30, *Met. alb.* 6°, une goutte dans cent cinquante grammes d'eau, fait cesser la diarrhée, ramène le cours des urines et provoque une réaction décisive. Le 2 octobre, une dose de *chamom.* arrête la diarrhée colorée qui avait succédé à la diarrhée cholérique, et la malade entre en convalescence.

Cette observation est curieuse par la succession des accidents qui se sont manifestés dans le cours de la maladie.

QUATORZIÈME OBSERVATION. — M. Ollivier, écrivain de marine, demeurant rue Donnebourg, 1, robuste, d'un tempérament sanguin, éprouve, le 29 septembre, un froid glacial par tout le corps; on cherche à le réchauffer dans des couvertures de laine, mais le froid ne peut pas céder aux moyens de calorification les plus puissants : les infusions chaudes aromatiques, la liqueur de Batavia, les frictions excitantes, sont vainement employées. Mandé auprès du malade, je le trouve dans l'état suivant : peau froide, faciès profondément altéré, teinte violacée du tégument, angoisse et agitation par manque d'air, nausées sans vomissements, pouls petit, filiforme, vite, crampes tétaniques dans les membres. Je prescris *esprit de camphre de Hahnemann*, une goutte sur un morceau de sucre de cinq minutes en cinq minutes, en espaçant davantage les doses à mesure que la chaleur reviendra. La réaction se prononce, la chaleur reparaît, après la quatrième dose. Vers minuit, on m'appelle en toute hâte. Le malade souffre de crampes cruelles à l'estomac ; il lui semble que cet organe est renversé, tenaillé, il est en proie à une anxiété cruelle. Je prescris d'insister sur l'*esprit de camphre*, une goutte de quart d'heure en quart d'heure, puis de demi-heure en demi-heure. Vers le matin, les crampes d'estomac ont cessé, la réaction est complète, et d'abondantes sueurs sont un présage d'un prochain rétablissement. Le soir, de l'agitation se montre avec soif ardente et sensation de brûlure à l'épigastre. Ces symptômes cèdent à *mel. alb.* 5/12ᵉ dans cent grammes d'eau. Le malade entre en convalescence ; il peut, le lendemain, supporter la voiture, et se soustraire à l'influence épidémique en allant habiter un village près Toulon.

QUINZIÈME OBSERVATION. — Madame L..., cinquante-deux ans, rue de la République, 7, est atteinte de diarrhée le 29 septembre ; *chamom.* 5/12ᵉ ne parvient pas à l'arrêter. D'une constitution délicate et très-émaciée, la malade se trouvait dans de mauvaises conditions au milieu d'un foyer épidémique, et, dès l'apparition du symptôme diarrhée, qui précédait si souvent l'invasion du choléra, je dus me préoccuper sérieusement de cette malade. Le 30, en effet, la diarrhée devient séro-albumineuse, et l'indication paraissant précise, je donne *phosph. acid.* 12ᵉ, une goutte dans cent grammes d'eau distillée. Le 1ᵉʳ octobre des symptômes cholériques se sont développés avec intensité : la diarrhée a continué la nuit très-abondante, et, depuis la veille, les urines sont supprimées, la voix est cassée, le faciès altéré, les yeux caves, et une sueur froide couvre le visage ; froid glacial des extrémités, pouls petit, fréquent, filiforme, prostration extrême, difficulté de se mouvoir, et impossibilité de se lever pour satisfaire ses besoins, et cependant, par intervalles, grande agitation, soif vive, chaleur brûlante à l'estomac, crainte de la mort. *Met. alb.* 30ᵉ, une goutte dans cent grammes d'eau distillée. Dans

la nuit, violentes nausées avec presque défaillance, et crampes légères aux jambes, qui cessent sous l'influence du médicament, dont les premières doses sont suivies de calme et de
sommeil. La chaleur reparaît, et, le 2 au matin, les urines
sont de nouveau sécrétées. La réaction se développant outre
mesure, *aconit.* 3/6°, dans soixante grammes d'eau distillée,
modère la fièvre, et, le 5, il y avait apyrexie, mais persistance
de la diarrhée séreuse. *Veratr.* 5/5° modifie ce symptôme, la
diarrhée redevient colorée, et, dès lors, elle cède facilement à
chamom., administrée le 4 et le 5. La convalescence se déclare
dès lors, et marche régulièrement.

SEIZIÈME OBSERVATION. — Laure (Alexandre), âgé de onze
ans, rue des Noyers, n° 6, constitution lymphatique, ayant un
frère atteint de rachitisme, est pris, dans la nuit du 29 au 30
septembre, de vomissements à la suite d'une diarrhée qui durait déjà depuis deux jours. Je le trouve dans l'état suivant :
yeux caves, traits effilés, teinte violacée de la peau, qui est
couverte au visage d'une sueur froide ; voix cassée, pouls radial imperceptible ; les membres sont glacés. Suppression des
urines, sensation de constriction au gosier, comme s'il était
serré par une main puissante, soif ardente avec gêne dans la
déglutition des boissons, agitation convulsive et grands mouvements du corps. Les vomissements avaient cessé, et la diarrhée coulait involontairement. *Lachesis* 5/12°, une prise, fait
cesser les symptômes du gosier, et ramène un peu de circulation périphérique ; le pouls radial devient sensible, l'enfant est
repris de vomissements et de diarrhée. *Met. alb.* 6°, une
goutte dans cent grammes d'eau distillée, continué jusqu'au
2 octobre, arrête les vomissements, développe une réaction
soutenue, calme l'agitation et modère la soif. La diarrhée devient colorée le 2, les urines se rétablissent, et *chamom.* 6°,
une goutte dans cent grammes d'eau distillée, détermine la
convalescence, qui se prononce le 5. La guérison était complète quatre jours après.

La rapidité du rétablissement complet est remarquable
après la gravité des symptômes.

DIX-SEPTIÈME OBSERVATION. — Laure-Marie, aïeule du précédent, âgée de quarante-huit ans, demeurant rue du Canon, 7, maison Estienne, nerveuse, d'une constitution fatiguée par une commotion morale récente (la perte d'une fille mariée), est prise de diarrhée le 1er octobre; elle ne s'en préoccupe que le 4, époque où la diarrhée devient séreuse et s'accompagne de vomissements copieux. *Ipécac.* 6*, une goutte dans soixante grammes d'eau distillée, puis *met. alb.* 6*, une goutte dans soixante grammes d'eau distillée par cuillerée à café de quart d'heure en quart d'heure, n'empêchent pas la maladie de marcher. Le 5, les yeux s'excavent, la voix s'éteint, une sueur glacée ruisselle sur le visage, qui prend la teinte cyanique; les membres se glacent, la peau se ride et devient violacée, le pouls radial devient insensible, la diarrhée et les vomissements s'arrêtent, une angoisse terrible serre la poitrine de la malade, qui s'agite et demande de l'eau pour calmer sa soif. *Verat.* 12e, une goutte dans soixante grammes d'eau distillée, *met. alb.* 6*, dans soixante grammes d'eau distillée, sont alternés par cuillerées à café de quart d'heure en quart d'heure. Au bout de deux heures, la réaction commence, le pouls redevient perceptible, la chaleur reparaît, et avec elle les vomissements et la diarrhée. Le 6, j'insiste sur *met. alb.*, que je donne par goutte à la 12e, puis à la 6e dilution, dans cent grammes d'eau distillée. L'agitation et la soif ardente se calment, les vomissements n'apparaissent que de loin en loin et peu copieux, la diarrhée persiste, les membres n'offrent plus de traces de cyanose, mais ils sont froids. *Verat.* 12*, une goutte dans cent grammes d'eau distillée, fait cesser les vomissements, rappelle une chaleur uniforme, et rétablit la sécrétion urinaire. Le 7, je répète *verat.* 6*, une goutte dans cent vingt-cinq grammes, qui change la diarrhée jusqu'alors séreuse en diarrhée colorée.

Le 8, la langue se sèche, le pouls devient inégal et tremblotant; deux ascarides lombricoïdes sont rendus dans une selle. *Merc.* 12*, une goutte dans cent grammes d'eau distillée. L'état typhoïde se prononce de plus en plus le 9 et le 10. *Bryon.* 3/12*, dans cent grammes d'eau distillée, *met. ßd*

à des sueurs visqueuses et diminue la stupeur ; mais les
symptômes cérébraux, délire, agitation, carpologie, mussi-
tation, se développent. *Rhus* 5/12°, dans cent grammes d'eau
distillée, est administré par cuillerées à café d'heure en heure.
Les 11 et 19 octobre, les facultés intellectuelles paraissent
profondément altérées ; délire maniaque ; la malade a rejeté
presque tous les liquides qu'on lui présente, et cependant elle
se lève dès qu'elle peut tromper la surveillance, et va boire
de grandes gorgées d'eau. *Met. alb.* est redonné le 15, et ramène un peu de calme. Le 18, des symptômes nerveux se
montrent du côté du gosier, et cèdent à *lachesis* 5/30°. La voix
est toujours faible, traînante et plaintive ; *carbo. veget.* 5/12°,
le 20, détermine une amélioration décisive, et la convalescence se prononce vers le 25.

Ce cas est remarquable par la gravité des symptômes et
par l'intensité des accidents typhoïdes. La guérison a été obtenue en dépit d'imprudences nombreuses, mais la convalescence a duré jusqu'à la fin de novembre.

DIX-HUITIÈME OBSERVATION. — Jacomin (Henri), onze ans,
rue de la Glacière, 9, a depuis trois jours de la diarrhée et
des vomissements ; on l'a traité par des excitants diffusibles,
puis par des narcotiques, et la maladie n'a fait que s'aggraver. Appelé le 50 septembre auprès du malade, je le trouve
dans l'état suivant : émaciation extrême, couleur jaunâtre
du tégument, faciès altéré, yeux profondément excavés et cernés de bistre, voix cassée, urines supprimées, froid des extrémités et de la langue, débilitation extrême, diarrhée séro-
albumineuse, vomissement de tous les liquides ingérés, et cependant soif ardente inextinguible, brûlement à l'épigastre,
agitation extrême. *Met. alb.* 6°, une goutte dans cent vingt-cinq
grammes d'eau distillée, arrête les vomissements dès la première cuillerée ; mais les nausées persistent. Le 1er aussi je répète *met. alb.* 12°, une goutte dans cent cinquante grammes
d'eau distillée. Les urines reparaissent, la diarrhée devient
colorée et peu abondante, une bonne réaction s'est prononcée
depuis la veille ; mais elle se développe outre mesure, la face

se congestionne, la tête se prend. L'enfant est en proie à une somnolence invincible. *Bellad.* 5/30° fait cesser la congestion le 5, et, les fonctions digestives ne se rétablissant que très-lentement, je prescris *mel. alb.* 5/30°, une goutte dans cent grammes d'eau distillée, une cuillerée tous les matins. La convalescence était complète le 19 octobre.

Au début de la maladie, l'enfant se levait lorsqu'il le pouvait sans être aperçu, et allait boire de grands verres d'eau froide; ce qui avait rappelé par intervalle les vomissements que supprimait une dose de la potion, malgré les conditions défavorables. La guérison ne s'est pas démentie, et le malade est aujourd'hui en meilleure santé qu'avant la maladie.

DIX-NEUVIÈME OBSERVATION. — Madame Carle, trente-six ans, tempérament bilioso-nerveux, constitution assez bonne, demeurant rue des Boucheries, n° 10, a de la diarrhée depuis trois jours. Le 30 septembre, la diarrhée devient séreuse, d'abondants vomissements incolores surviennent, et la malade me fait appeler. Très-anxieuse et préoccupée à cause d'un enfant de quatorze mois qu'elle allaite; agitation, soif ardente, brûlement à l'épigastre. Je prescris *mel. alb.* 5/6°, une goutte dans cent grammes d'eau distillée, une cuillerée de quart d'heure en quart d'heure. Le 1er octobre, la diarrhée et les vomissements n'ont pas discontinué; la malade est fatiguée par une congestion de lait aux seins; sueurs froides au visage, yeux excavés, amaigrissement rapide, froid des extrémités, suppression des urines, angoisse, jactation et affaiblissement extrême, voix plaintive et cassée. *Pulsatill.* 5/12°, dans soixante grammes d'eau distillée, puis *verat.* 5/6°, sont administrés dans la journée, et font cesser la congestion douloureuse et les vomissements; mais, dans la nuit, se manifestent des crampes qui, dans la journée du 2, deviennent extrêmement violentes, et se continuent affaiblies jusqu'au 4. *Veratrum* 5/12°, puis 5/6°, est alterné avec *cuprum* 5/12°, puis 5/6°, dans cent grammes d'eau séparément, et font disparaître les crampes. La diarrhée devient colorée; j'emploie contre ce symptôme, le 5 et le 6, *chamomilla*

à des dilutions diverses, de la 12° à la 6°, et dès le 7 la convalescence se prononce et ne s'est pas démentie depuis. J'ai
dû revenir depuis à *pulsatill.* pour suspendre la sécrétion du
lait, l'enfant ayant été sevré pendant la maladie.

VINGTIÈME OBSERVATION. — Mademoiselle Gueit (Irma), âgée
de onze ans, demeurant rue du Puits, 55, tempérament lymphatique, constitution un peu molle, a de la diarrhée depuis trois
jours. Le 29 au soir, après le souper, elle est prise de vomissements et de diarrhée lientérique, puis séreuse. Les parents
considèrent la maladie comme une indigestion de châtaignes,
et ne s'en préoccupent pas autrement. La maladie marche
pendant la nuit, et le 30 au matin on me fait appeler, parce
qu'on a reconnu qu'il y avait danger.

L'enfant est amaigrie, ses yeux sont enfoncés dans une
auréole brunâtre, une sueur froide baigne son visage; mains
ridées, violettes (cyanose), pouls radial insensible, voix éteinte,
urines supprimées, rares vomissements et diarrhée involontaire, agitation telle, que par intervalles on ne peut pas contenir la malade dans son lit; elle supplie qu'on lui donne de
l'eau pour calmer la chaleur qui brûle son estomac. *Veratr.*
12°, une goutte dans cent grammes d'eau distillée, alterné de
quart d'heure en quart d'heure avec *met. alb.* 6°, une goutte
dans cent grammes d'eau, arrêtent les vomissements, calment l'agitation et développent une réaction intense avec
sueurs profuses et délire, qui se calment sous l'influence de
bryon. 12°, une goutte dans cent grammes d'eau distillée. Le
2, les accidents fébriles se sont calmés; il reste de la diarrhée
qui cède à *veratrum* 12°, une goutte dans cent grammes d'eau
distillée. Dès lors la convalescence se prononce; la maladie
avait duré cinq jours, la guérison était complète quatre jours
après l'entrée en convalescence. Vu la gravité des accidents,
c'est un des cas de guérison les plus rapides.

VINGT ET UNIÈME OBSERVATION. — Gueit (Baptistine), sœur
de la précédente, âgée de six ans, était atteinte de diarrhée
depuis huit jours. Lorsque sa sœur fut gravement malade,

on ne fit plus attention qu'à celle qui inspirait le plus d'inquiétudes, et l'on ne songea à elle que le 2, lorsque Irma était hors de danger. Mais déjà s'étaient développés les accidents les plus graves : la diarrhée coulait incessamment, des vomissements étaient survenus, et, en très-peu de temps, ces symptômes avaient cessé, la cyanose et l'asphyxie s'étaient montrées avec une intensité qui laissait peu d'espoir, vu le temps qui avait été perdu. Contre la diarrhée et les vomissements, avec agitation et soif ardente, *veratr.*, *ars.*, étaient restés impuissants. L'enfant mourut dans la nuit du 3 au 4 octobre.

VINGT-DEUXIÈME OBSERVATION. — Madame Grillé, vingt-quatre ans, tempérament lymphatique, enceinte de six mois, demeure dans un logement insalubre, sans lumière et mal aéré de la rue Traverse-Miséricorde, au n° 1. Sa nourriture est habituellement malsaine et sa constitution mauvaise. Le 1er octobre, dans la nuit elle est prise d'un froid subit et général, avec affaiblissement extrême, découragement et préoccupation au sujet de l'enfant qu'elle porte dans son sein. Des crampes légères se sont manifestées, la voix s'est cassée et des sueurs froides inondent le visage, dont les traits expriment l'angoisse; nausées et oppression épigastrique, agitation et inquiétudes dans les membres, qui sont froids. L'*esprit de camphre* de Hahnemann, administré par gouttes de cinq en cinq minutes et à doses successivement plus espacées, ramène la chaleur aux extrémités et fait cesser les sueurs froides; une abondante transpiration s'établit à toute la surface du corps, un sentiment de bien-être succède à la douloureuse agitation de la période de sidération. Le 2, la diarrhée, qui s'était arrêtée en même temps que les urines pendant le froid, reparaît colorée, avec de fréquentes nausées. *Ipeca* 6°, une goutte dans cent grammes d'eau distillée, rétablit l'innervation de l'estomac, et *chamom.* 12°, une goutte dans soixante grammes d'eau distillée, arrête la diarrhée le 3. La malade était, le 4, capable de reprendre ses occupations domestiques.

VINGT-TROISIÈME OBSERVATION. — L'enfant Liénar, douze

ans, demeurant rue Bon Pasteur, n° 52, est d'une constitution maladive et psorique; l'alimentation est habituellement mauvaise. Le 27 septembre, appelé auprès de lui, je le trouve dans l'état suivant : faciès profondément altéré, yeux excavés, regard éteint, langue froide, membres glacés, doigts ridés et bleuâtres, pouls radial insensible, diarrhée séreuse involontaire, vomissement peu abondant et faible dès que le malade, qui est dévoré d'une soif ardente, prend la moindre boisson. Les urines sont supprimées, la voix est sifflante et sans timbre. On m'apprend que le malade avait la diarrhée depuis plusieurs jours, lorsque la veille au soir il avait été pris de vomissements qui avaient fait croire à une indigestion, et que, malgré les boissons chaudes et aromatiques, le froid avait incessamment gagné, et le réchauffement avait été impossible. Je donne aussitôt quelques gouttes d'*esprit de camphre*, de dix en dix minutes, pendant une demi-heure ; puis je prescris, *verat.* 12°, une goutte dans cent cinquante grammes d'eau distillée, alterné avec *met. alb.* 6°, une goutte, même excipient, alternés de quart d'heure en quart d'heure. Le soir, la chaleur est revenue, le pouls bat aux poignets, une légère moiteur se manifeste dans tout le corps, mais ne peut pas aboutir à cause de l'extrême agitation du malade, qui demande instamment à boire à chaque instant. La diarrhée est moins fréquente, les vomissements se sont arrêtés. Le 28 et le 29, j'insiste sur *met. alb.* à diverses dilutions ; ce remède calme l'agitation et la soif et arrête la diarrhée. Les urines reparaissent, et la convalescence se prononce le 50. De légers bouillons sont alors accordés, et, les forces digestives se rétablissant de jour en jour, la guérison a lieu sans nouveaux accidents au bout de la deuxième semaine, époque à laquelle l'enfant reprend son alimentation habituelle.

VINGT-QUATRIÈME OBSERVATION. — L'enfant Bechmann, âgé de six ans, fils d'un rempailleur de chaises, demeurant dans un logement insalubre et humide, rue Lafayette, n° 58, est scrofuleux et rachitique. Il a de la diarrhée depuis plusieurs jours : on me fait appeler le 1er octobre au matin. L'enfant avait eu après le repas, la veille au soir, des vomissements que les parents attribuaient à une indigestion de châtaignes, et qu'ils négligèrent pendant toute la nuit. Les vomissements et la diarrhée avaient continué incessants, accompagnés d'angoisse, et l'état du malade était déplorable dès ma première visite : yeux excavés, faciès cholérique, sueurs froides au visage, qui est d'un froid de marbre ; langue et extrémités glacées, haleine froide, coloration bronzée de la peau. La diarrhée coule involontaire, les urines sont supprimées, la voix est éteinte ; soif ardente et vomissement de toutes les boissons ingérées. On a essayé, dans la nuit, des boissons aromatiques et une potion opiacée prise chez le pharmacien voisin : les vomissements n'ont fait que redoubler d'intensité. Le malade s'agite et se découvre brusquement, quoi qu'on fasse pour le maintenir enveloppé dans ses couvertures ; il se replie sur lui-même dans les positions les plus impossibles. Je prescris, comme antidote, une prise de *camphre*, et, aussitôt après, *verat.* 12°, alterné avec *metal. alb.*, dans cent vingt-cinq grammes de liquide, une cuillerée de quart d'heure en quart d'heure. Le soir, je trouve la peau tiède, le pouls est revenu dans les radiales, l'angoisse et l'agitation n'ont pas diminué, les vomissements reviennent par intervalles lorsqu'on donne à boire au malade autre chose que les remèdes. J'insiste sur *met. alb.* 6°, une goutte, à continuer toute la nuit de demi-heure en demi-heure. La nuit est encore mauvaise : soif ardente avec délire et excitation du système vasculaire ; cependant la diarrhée s'est arrêtée ; il y a encore, de loin en loin, quelques vomituritions. Je donne *met. alb.* 12°, une goutte dans cent cinquante grammes d'eau distillée. Le 5, la nuit a été meilleure, le malade n'a plus eu autant d'agitation, il a fait de petits sommes de demi-heure à divers intervalles ; il paraît maintenant très-affaissé. Bonne chaleur à la peau ; les urines ont reparu, la langue est encore froide. Le 4, les vomissements ont entièrement cessé ; bien qu'il ait encore une soif vive, elle n'est pas aussi impérieuse, et le malade peut y résister. Le 5, nous permettons du bouillon de veau par cuillerées, d'heure en heure ; et, le 7, la convales-

cençe se prononce franchement. La guérison ne s'est pas démentie.

VINGT-CINQUIÈME OBSERVATION. — Mademoiselle Varène,
cinquante-six ans, demeurant au quartier Saint-Roch-Jardin-
Fleury, est d'un tempérament sanguin, d'une constitution
robuste. Elle est prise, le 2 octobre, de vomissements à la
suite d'une diarrhée existant déjà depuis trois ou quatre jours.
Appelé auprès d'elle, le 5 octobre, je la trouve dans l'état
suivant : abattement extrême, faciès profondément altéré,
yeux excavés, sueurs froides au visage; langue froide, voix
éteinte, urines supprimées depuis la veille au soir, crampes
légères, froid des extrémités ; la diarrhée est séro-albumineuse, et l'estomac rejette à l'instant toutes les boissons ingérées. Je prescris *met. alb.* 6e, une goutte dans cent vingt-
cinq grammes d'eau distillée ; *verat.* 12e, dans cent vingt-
cinq grammes d'eau distillée, par cuillerées, en alternant tous
les quarts d'heure. Le 4, les accidents n'ont pas pris plus de
gravité ; mais la maladie semble stationnaire. La malade est
très-affaiblie ; elle ne trouve de repos nulle part et elle souffre
cruellement de la privation de boissons. La voix s'éteint, les
vomissements continuent, quoique l'estomac garde quelque
liquide. *Met. alb.* 12e, deux gouttes dans cent vingt-cinq
grammes d'eau distillée, une cuillerée de demi-heure en demi-
heure, calme un peu l'agitation ; mais les vomissements ne
s'arrêtent pas ; une vive céphalalgie avec sensation d'éclate-
ment de la tête me décide, le 5, à donner *nux vom.* 5/50e,
dans cent vingt-cinq grammes d'eau distillée. Les vomissements s'arrêtent dès ce moment, et, bien que la malade com-
mette de nombreuses imprudences et qu'elle saisisse toutes
les occasions pour boire de grands verres d'eau, malgré mon
expresse recommandation ; à part quelques vomissements
qui n'ont pas de suite, au moment où une trop grande quantité de boissons froides est ingérée, elle se trouve moins
affaiblie et commence à désirer quelques liquides nourrissants. Contre la diarrhée qui persiste séreuse, j'emploie, le 6,
sulph. ; le 7, *verat.* Le 8, *chamom.*, indiqué par le retour de

la bile dans l'intestin, fait cesser la diarrhée. Le 9, une *éruption urticaire*, précédée d'un mouvement fébrile intense, se développe à la surface du corps. La fièvre avait été modérée par *aconit*. L'éruption urticaire disparaît sous l'influence de *pulsat*. La malade entre en convalescence le 12. Conseillée probablement alors par quelque ami de l'homœopathie, la malade nous accueille en nous reprochant de ne lui avoir donné que de l'eau pendant sa maladie, qui aurait été infiniment moins longue si elle avait été autrement traitée. Les accidents avaient été cependant si graves, que l'entourage avait cru devoir faire appeler un prêtre, et que la malade avait tourné sa pensée vers l'éternité. Nous recommandons le procédé aux clients qui veulent s'acquitter à peu de frais envers leurs médecins.

VINGT-SIXIÈME OBSERVATION. — Ganivet (Charles), trente-six ans, marin, demeurant rue des Beaux-Esprits, n° 24, d'une constitution robuste, d'un tempérament sanguin, est malade depuis une quinzaine de jours. Actif et plein de vigueur dans l'état de santé, il est maintenant découragé, languissant et sans appétit; de temps à autre des frissons parcourent ses membres, et, bien qu'il ne se croie pas sous le coup d'une maladie sérieuse, il s'inquiète et s'irrite de se sentir enchaîné dans une inaction qui ne lui est pas habituelle. Son médecin étant devenu malade, il me fait appeler le 5 octobre au matin. Il est alité en supination; le visage exprime l'abattement et l'ennui. On me rapporte que, depuis qu'il est malade, Ganivet, qui ne mange que très-peu, a beaucoup maigri, et que son caractère est devenu très-irritable. Constipation de longue durée, adypsie, sommeil léger, agité, froid partiel et passager que ne peut faire cesser aucun moyen de réchauffement. Dans la matinée, un frisson général et plus prolongé que jamais a fait désirer ma présence. Considérant à bon droit cette série de symptômes comme une introduction au développement de la maladie régnante, je prescris l'*esprit de camphre* de Hahnemann, à la dose d'une goutte sur un morceau de sucre, de quart d'heure en quart d'heure; puis à doses successivement

espacées, à mesure que la chaleur et la sueur se manifesteront.
Une abondante transpiration s'établit bientôt : le remède est
suspendu, et, la sueur cessant, le malade éprouve une sensation de bien-être inaccoutumé. Le 6, la nuit a été bonne. La
constipation étant de longue durée et des sueurs épuisantes
s'étant manifestées vers le matin, je donne *bryon.* 6ᵉ, une
goutte dans cent vingt-cinq grammes d'eau distillée. Le 7,
plusieurs selles, dans la journée d'hier, ont été suivies de
véritables évacuations diarrhéiques la nuit ; soif et sensation
de chaleur dans l'abdomen. *Met. alb.* 3/6ᵉ étant impuissant
contre ces symptômes et la diarrhée étant verte, accompagnée
de coliques, nous donnons, le 8, *chamom.* 5/6ᵉ. Le 9, pas
d'amélioration, même caractère de la diarrhée, *chamom.* 12ᵉ,
trois gouttes dans cent cinquante grammes d'eau distillée. La
diarrhée s'arrête, et le malade, se sentant mieux le 10 qu'il
n'avait été depuis près de vingt jours, commet l'imprudence
de manger, le soir, une soupe à l'oignon. Le 11, la diarrhée
verte a reparu dans la nuit. *Chamom.* 6ᵉ, deux gouttes dans
cent grammes d'eau distillée, est impuissante à l'arrêter ; les
évacuations deviennent, dans la journée, séreuses, incolores,
abondantes ; les yeux se cavent, la voix s'éteint, les urines
s'arrêtent, des sueurs froides ruissellent sur la face, qui prend
l'aspect caractéristique ; l'amaigrissement fait, en peu d'heures, des progrès plus rapides qu'il n'avait fait en dix jours ;
les membres deviennent glacés et la langue froide ; nausées
douloureuses sans vomissement, soif et agitation. *Verat.* 12ᵉ,
une goutte dans cent grammes d'eau distillée, une cuillerée
de demi-heure en demi-heure, demeure impuissant contre la
diarrhée ; la faiblesse augmente, les selles coulent abondantes et involontaires ; la peau prend une coloration bronzée,
le pouls radial devient insensible. Le 12, *secale cornut.* 5/12ᵉ
est administré par cuillerées à bouche de dix en dix minutes,
mais sans résultat. Nous insistons pendant quatre heures sur
ce remède ; mais, la cyanose augmentant et le malade étant
dans un état désespéré, nous donnons *suph.* 5/50ᵉ, une seule
prise. A partir de ce moment, la diarrhée s'arrête, la chaleur
revient peu à peu dans les membres, et le pouls radial repa-

rail. La nuit du 12 au 13 est assez bonne; nous redonnons,
le 15 au matin, *sulph.* 5/18°; les urines recommencent à couler, mais la faiblesse est encore excessive, et l'anorexie va
jusqu'à la répugnance pour tout aliment. Nous permettons du
bouillon le 14, après une prise de *china* 5/6°. Le 16, l'appétit
a reparu, mais la voix est toujours cassée; *carbo veget.* 5/30°.
Le 18, la convalescence se prononce; quelques aliments solides sont accordés à un appétit effrayant. Le malade va de mieux
en mieux jusqu'au 30, époque où il se plaint de somnolence
après les repas et d'œdème aux membres inférieurs, survenu
quelques jours après l'apparition du premier symptôme. *Opi.*
5/6° fait cesser la somnolence et active l'appétit; *met. alb.* 5/30°,
administré le lendemain, dissipe l'œdème des pieds, et le
malade reprend encore, pour quelque temps, sa vigueur et sa
santé. Il rechute encore vers la fin de novembre et vers le
milieu de décembre, à peu près de la même manière. Bien que
la nutrition générale s'exécute bien, on trouve encore sur les
traits de Ganivet des traces de la secousse qu'il a éprouvée.

Cette observation nous paraît digne d'intérêt, à cause de la
longueur des prodromes, qui ont duré près de trois semaines.

VINGT-SEPTIÈME OBSERVATION. — Durand, rue des Orfévres, n° 5, âgé de trois ans, a de la diarrhée depuis plusieurs
jours. Le 5 octobre au soir, il est pris de vomissements que
l'on considère comme l'effet d'une indigestion de châtaignes.
La maladie faisant des progrès pendant la nuit, je suis appelé
le 6 au matin. L'enfant est dans un état d'agitation et d'angoisses extraordinaires; les yeux sont excavés, la face pâle et
froide, les membres glacés, le pouls radial presque imperceptible, voix faible et altérée dans son timbre, soif violente et
mouvements continuels dans le lit, sur lequel tantôt il se ren-
verse en arrière, tantôt il se replie fortement en avant. *Mel.
alb.* 6°, une goutte dans cent vingt-cinq grammes d'eau, dont
l'action est continuée, le 7, à la 12° dilution, même dose, même
véhicule, ramène la chaleur aux extrémités, arrête les
vomissements, rétablit les urines, et provoque d'abondantes sueurs profuses, que nous combattons par *bryon.* 12°,

une goutte dans cent grammes d'eau. La diarrhée se 'colore
le 9 et indique *chamomilla*, qui est administrée à la 12° dilution
dans cent grammes d'eau. Dans la journée, à la suite d'une
imprudence des parents, des symptômes typhoïdes se déclarent (on avait donné du bouillon et je ne sais quelles tisanes),
la langue se sèche, du coma se manifeste, et, lorsque je me
disposais à combattre ces symptômes, on m'avertit que, la
mère tenant à donner des tisanes et des remèdes à son enfant, on voulait avoir recours à l'autre médecine. Le traitement homœopathique a fait ici tout ce qu'il pouvait faire; il a
arrêté les symptômes graves du choléra, il n'a pas pu empê-
cher des symptômes nouveaux de se produire, et il est facile
de s'expliquer leur développement par la longueur de la période pendant laquelle le malade si jeune est resté sans remèdes et sans soins.

VINGT-HUITIÈME OBSERVATION. — M. Médard, maître ar-
murier du 4° régiment d'infanterie légère, âgé de trente-
six ans, est logé à la chambre n° 10 de l'hôtel du Nord,
place aux Foins. Arrivé depuis quelques jours d'Afrique avec
sa femme et ses enfants, il allait partir pour le département
du Bas-Rhin, sa destination nouvelle, lorsqu'il est attaqué par
l'épidémie régnante. D'une constitution robuste, d'un tempérament bilieux, M. Médard continue à vaquer à ses occupations pendant plusieurs jours, malgré une forte diarrhée qui
épuise ses forces, mais ne peut le contraindre à s'aliter. Ce
n'est que le 6 octobre, lorsqu'il est pris de vomissements,
qu'il consent à se mettre au lit. La maladie développe ses
symptômes avec une rapide intensité; les yeux se cavent, le
visage se couvre de sueurs froides, la voix se casse, les urines cessent de couler, et, sous l'influence de vomissements
abondants et de selles séro-albumineuses, l'amaigrissement
se prononce de plus en plus; les extrémités se refroidissent,
et une teinte violacée couvre le visage et les mains; l'haleine
est froide, des crampes violentes, mais de courte durée, en-
vahissent les membres inférieurs; le malade s'agite et cherche
de l'air comme s'il manquait à sa poitrine oppressée. *Verat.*

12°, une goutte dans cent grammes d'eau distillée, est alterné avec *cuprum* 12°, une goutte dans soixante grammes d'eau distillée, ce dernier remède lorsque les crampes se font sentir. Ce symptôme est supprimé, la chaleur revient aux membres ; mais l'agitation augmente, et la soif se prononce, le 7, ardente, intolérable; les urines n'ont pas reparu, les vomissements n'ont plus lieu que de loin en loin, la diarrhée continue. *Met. alb.* 6°, une goutte dans cent grammes d'eau distillée, est alterné avec *verat.* 6°, une goutte même véhicule, et ces deux remèdes, continués en changeant la dilution pendant toute la nuit, font cesser la diarrhée et arrêtent les vomissements d'une manière définitive, malgré les imprudences du malade, qui exige de sa femme qu'elle lui donne à boire tantôt de grands verres d'eau, d'autres fois de l'eau vineuse, et qui se lève du lit et reste à demi vêtu, étendu sur un canapé. Le 8, soit effet de réaction, soit conséquence nécessaire de ces imprudences, des symptômes cérébraux se déclarent. Le malade veut battre sa femme et ses enfants; il croit qu'on veut l'empoisonner, le faire mourir; il sent une odeur de gaz que l'on répand dans la chambre pour lui donner le choléra. *Bellad.* 5/30°, continuée le 9 en l'alternant avec *hyoscyamus* 5 12° dans cent grammes de véhicule, calme l'éréthisme nerveux; mais il se développe une grande fièvre suivie de l'apparition d'oreillons. L'engorgement des parotides provoque des douleurs intolérables pour le malade, naturellement irascible et violent. Les 10, 11 et 12, je continue *bellad.* à diverses dilutions, en l'alternant avec *mercure* ou *hyoscyamus*; le gonflement parotidien diminue d'un côté, mais il se prononce de l'autre, où il n'avait point paru encore. Tout symptôme cérébral a cessé le 12, époque où le malade, bien qu'encore affaibli et ne pouvant prendre sans danger que de légers potages, veut à tout prix s'éloigner d'un foyer d'infection où, dit-il, il ne se rétablirait jamais. Je n'ai plus eu de ses nouvelles.

Madame Mél...d, qui le soignait, fut prise pendant la maladie d'une diarrhée séreuse qui céda instantanément à une seule prise *d'acl : phosphorique* 5/6°, et une diarrhée colorée de l'un des enfants, qui toussait aussi beaucoup, fut guérie par *chamomilla* 5/12e dans soixante grammes d'eau.

VINGT-NEUVIÈME OBSERVATION. — Madame Orézi (Henriette), rue du Cours, n° 99, âgée de cinquante ans, d'une constitution chétive, d'un tempérament bilioso-nerveux, a depuis trois jours une diarrhée abondante qu'elle a vainement combattue par des lavements amylacés, laudanisés. L'un des médecins les plus renommés de la ville a conseillé d'insister sur ces moyens, bien que déjà des vomissements où se trouvaient des *ascarides* soient survenus. Appelé auprès d'elle le 7 octobre, je la trouve dans un état d'agitation et de faiblesse extrêmes : voix cassée, plaintive, yeux excavés, sueurs froides, haleine glacée, membres froids, mains ridées (cyanose), diarrhée involontaire, vomissements de tous les liquides ingérés. Quelques gouttes d'*esprit de camphre* pour antidoter les effets du laudanum sont administrés de dix en dix minutes. Au bout d'une heure, de la chaleur se manifeste dans les membres, et un commencement de réaction se prononce ; mais, à mesure que la chaleur revient, les phénomènes nerveux se manifestent avec plus d'intensité; l'agitation est telle, qu'on peut à peine contenir la malade dans son lit, et la soif est inextinguible. Les urines sont supprimées depuis la veille au soir. *Met. alb.* 12e, une goutte, puis 6e, une goutte, chacun dans cent grammes de véhicule, sont successivement administrés de quart d'heure en quart d'heure, puis de demi-heure en demi-heure. Les vomissements s'arrêtent, mais l'agitation est toujours extrême, et le soir les urines n'ont pas reparu ; d'autre part, les extrémités paraissant se refroidir encore, je prescris pour la nuit du 7 au 8 *vérat. alb.* 12e, trois gouttes dans cent cinquante grammes d'eau, à alterner avec *met. alb.* 12e, trois gouttes, même véhicule. Le 8 au matin, la chaleur s'est de nouveau régularisée, les urines ont reparu, mais l'agitation persiste, et la soif est toujours ardente. Je prescris *met. alb.* 12e, une goutte dans cent grammes d'eau distillée d'heure en heure. Peu à peu les symptômes se calment, et la malade, pour la première fois depuis trois jours, jouit d'un

peu de repos; mais l'épuisement est extrême, la voix éteinte,
et, le 10 au matin, quelques symptômes typhoïdes se dessi-
nent; *rhus* 5/50° dans cent grammes d'eau est administré par
cuillerées de quatre heures en quatre heures, et je permets du
bouillon de poulet pour boisson. Le 12, la langue est redevenue humide, la stupeur et le subdélirium ont disparu, mais,
bien que moins affaissée, la malade se sent en proie à une
invincible faiblesse, et l'estomac refuse de fonctionner. *Nux
vom.* 5/50°, une prise, fait cesser une migraine intense et ré-
veille un peu d'appétit. Le 14, *china* 5/6° est prescrit contre
une diarrhée atonique, une sorte de lientérie par inactivité de
l'intestin ; le 16, *sulph.* 5/50° arrête définitivement la diarrhée. Depuis ce moment, la convalescence a marché régulièrement et la guérison ne s'est pas démentie.

Nous avons souvent rencontré dans le cours de l'épidémie
des ascarides lombricoïdes dans les déjections alvines; mais
ce fait est le seul de notre pratique où ces ascarides se soient
trouvés dans les matières du vomissement.

TRENTIÈME OBSERVATION. — M. G..., intendant de la santé
publique, âgé de soixante-deux ans, habite le n° 12 de la rue
Neuve. Il a une maladie chronique de la vessie ; son tempérament est bilieux, son caractère irritable, sa constitution
assez robuste. Depuis quelques jours il a de la diarrhée et de
l'ischurie; on lui conseille des quarts de lavements laudanisés,
qui ne font qu'augmenter la diarrhée; le quatrième jour on
me fait appeler (7 octobre). Le malade est inquiet et affaibli,
il a de nombreuses évacuations alvines colorées en vert noi-
râtre ; les urines sont d'un rouge marron, bourbeuses et cou-
lant en petite quantité avec angoisses ; *camphora* 5/12° est
donné en une seule fois, comme antidote du narcotique, et
contre la diarrhée *chamomilla* 5/6°, qui demeure impuissante;
le 8, *phosph. acid.* est donné sans aucun résultat, et, aucun
nouveau symptôme ne se manifestant, nous faisons prendre
chamomilla 6°, deux gouttes dans cent cinquante grammes
d'eau distillée, une cuillerée de demi-heure en demi-heure ;
le 9 et le 10, loin de s'arrêter, la diarrhée prend un carac-

tère grave, elle devient incolore et semée de grumeaux albumineux : le malade s'affaiblit de plus en plus, la voix se casse
et s'éteint, les évacuations deviennent très-rapprochées et involontaires, les orbites se creusent, la face et la langue se refroidissent, la chaleur abandonne les extrémités, une agita-
tation délirante s'empare du malade, qui demande instamment à boire ; le 11, *carbo veget.* 5/12ᵉ diminue le nombre des
selles, qui ne sont suspendues que sous l'influence de *phosph.*
5/6ᵉ. Cependant, le 12, une selle a encore lieu, mêlée d'ascarides lombricoïdes, ce qui me fait insister sur *carbo veget.* et
donner ensuite *mercurius vivus* 5/12ᵉ, dont l'effet est décisif :
les selles sont intenses, la peau a repris de la chaleur, les artères battent avec force, mais le délire se déclare, et le malade est alternativement assoupi et agité ; en même temps
d'abondantes sueurs couvrent la surface du corps. Contre
cet état je donne une prise *bryon.* 5/12ᵉ, puis *bellad.* 5/50ᵉ ;
l'assoupissement cesse, mais le délire continue. Le malade
s'en prend de son état aux personnes qui l'entourent, et son
abord est rude et colère ; du 14 au 23, la gravité des symptômes augmente à tel point, que la famille croit devoir appeler
le malade à recevoir les secours de la religion. Le pouls est
devenu petit, misérable ; le visage est hippocratique, la voix
faible ; les urines sont devenues claires et nettes à mesure que
l'état du malade prenait de la gravité. Dans cette période,
china 6ᵉ, une goutte dans cent grammes d'eau distillée, *sulph.*
5/50ᵉ, *carbo veget.* 50ᵉ, deux gouttes, *rhus.* 5/24ᵉ, *hyoscyamus* 5/12ᵉ, *ars.* 6ᵉ, une goutte dans cent grammes d'eau distillée, ont successivement été employés, et une notable amélioration s'est prononcée sous l'influence surtout des trois derniers remèdes. Contre les symptômes moraux qui persistent
et font le tourment de la famille, *stramonium* 12ᵉ, une
goutte dans cent grammes d'eau distillée, est employé le 26
avec le plus grand succès : la tête reprend son équilibre, les
colères délirantes s'apaisent, et, sous l'influence de ce remède
continué à des dilutions différentes jusqu'au 51, l'amélioration qui s'était manifestée dans les phénomènes moraux s'é-
tend à la santé générale ; le malade se lève et mange de bon

appétit. Contre une constipation de longue durée, *kali carb.*, est administré le 1ᵉʳ novembre : ce médicament fait cesser cet état anormal, et dès lors la convalescence est complète, et, lorsque le malade reprend des forces de jour en jour, il survient une paralysie de la vessie contre laquelle depuis quelque temps nous dirigeons l'effort de nos agents thérapeutiques.

TRENTE ET UNIÈME OBSERVATION. — Madame Varangot (Marie), âgée de cinquante-deux ans, demeurant rue des Prêcheurs, 7, est d'une constitution délicate ; elle souffre habituellement d'une gastralgie qui a profondément altéré la nutrition générale. Depuis quelques jours elle a de la diarrhée qu'elle a inutilement combattue par la liqueur de Batavia et des lavements laudanisés. Le 8 octobre, la diarrhée, d'abord colorée, devient séro-albumineuse ; des vomissements surviennent, la malade s'affaiblit beaucoup, la famille s'alarme et l'on me fait appeler. Les vomissements duraient sans discontinuer depuis une heure, et les selles coulaient presque sans interruption. Amaigrissement prononcé, sueurs froides au visage, yeux profondément excavés et entourés d'une auréole bistrée, voix cassée, suppression du cours des urines, froid des extrémités, qui sont parcourues par des crampes légères. *Camphora* 5/12ᵉ est donné comme antidote des préparations opiacées, puis *veratrum* 12ᵉ, une goutte dans cent grammes d'eau distillée, une cuillerée de quart d'heure en quart d'heure. Sous l'influence de ce remède, les vomissements s'arrêtent, les urines reparaissent ; mais une soif ardente s'allume, la réaction se prononce, et la malade s'agite dans son lit sans trouver une place où se reposer. L'épigastre est douloureux à la pression. *Met. alb.* 5/6ᵉ dans cent grammes d'eau distillée, continué pendant la journée du 9, calme l'agitation et la soif ; la diarrhée, de séreuse devient colorée ; elle s'arrête le 10 sous l'influence de *chamomilla*, 12ᵉ, une goutte dans cent grammes d'eau distillée, une cuillerée d'heure en heure. Dès lors, la convalescence s'établit. Le 11 et le 12, la malade prend quelques cuillerées de bouillon, et successivement une nourriture plus réparatrice. Elle se rétablit si complétement, que les symptômes de gastralgie chronique s'effacent pour ne plus reparaître.

TRENTE-DEUXIÈME OBSERVATION. — Mademoiselle Marin (Joséphine), âgée de onze ans, demeure, avec sa famille, rue de la Glacière, 27. Elle a de la diarrhée depuis trois jours, lorsqu'elle est prise, le 10 octobre au soir, de vomissements que les parents prennent pour le fait d'une indigestion. Le 11 au matin, l'enfant étant dans un état très-grave, on me fait appeler ; je la trouve dans l'état suivant : faciès altéré, joues pâles couvertes d'une sueur glacée, yeux enfoncés, langue froide, membres contractés par des crampes douloureuses; la voix est éteinte, les urines ne coulent plus depuis la veille au soir, soif ardente et agitation anxieuse, asphyxie commençante. *Met. alb.* 12ᵉ, une goutte dans cent vingt-cinq grammes d'eau distillée, une cuillerée de quart d'heure en quart d'heure, suffit pour amener une réaction complète; la chaleur s'établit, les vomissements s'arrêtent, les selles contiennent une douzaine d'*ascarides lombricoïdes.* Le 12, l'enfant est plus calme, la soif toujours ardente; le cours des urines s'est rétabli, les selles sont colorées. Je laisse agir *met. alb.,* et le 15 la diarrhée s'arrête sous l'influence de *chamomille* 12ᵉ, une goutte dans cent grammes d'eau distillée. Le 14, je permets du bouillon, et le 15 des aliments plus solides : la guérison ne s'est pas démentie.

TRENTE-TROISIÈME OBSERVATION. — Madame Marie Gueit, trente-sept ans, habite une petite chambre au deuxième étage de la maison n° 11, dans la rue des Riaux. Cette femme, buandière de profession, est dans un état voisin de la misère; elle a dû s'imposer de nombreuses privations. Depuis quatre jours, elle a une diarrhée opiniâtre qui la fatigue beaucoup. Le 10 octobre, elle est prise de vomissements continuels qui, en quelques heures, la débilitent profondément. Les orbites se creusent, la face se couvre de sueurs froides, les membres se glacent, une sensation de froid intense s'empare de tout le corps, la voix se casse et s'éteint, les urines s'arrêtent. *Verat.* 12°, une goutte dans cent vingt-cinq grammes d'eau distillée, arrête les vomissements et ramène la chaleur à la périphérie, la diarrhée redevient colorée ; la nuit du 10 au 11 est assez bonne. Le 11 au matin, des nausées fatigantes se manifestent, que j'arrête par *ipécac.* 5/6°, une prise. Le 11 au soir, la réaction se développe, et avec elle de la soif et de l'agitation. L'épigastre devient brûlant et douloureux. *Met. alb.* 6°, une goutte dans cent grammes d'eau distillée, une cuillerée d'heure en heure, continué le 12 et le 15, calme l'agitation et rétablit la normalité des fonctions gastriques ; la diarrhée s'arrête, l'appétit se prononce, et la convalescence marche désormais régulièrement.

TRENTE-QUATRIÈME OBSERVATION. — Hallo (Joseph), apprenti menuisier âgé de onze ans et demi, demeure avec sa famille au rez-de-chaussée malsain de la rue de l'Hôpital, 22. C'est un enfant scrofuleux, de constitution peu robuste ; il a depuis quatre jours de la diarrhée, et, le 12 au soir, il a été pris de vomissements qui ont duré pendant toute la nuit. Le 15, je le trouve très-gravement atteint de la maladie régnante : yeux enfoncés, visage décomposé, couvert de sueurs froides, langue et haleine glacées ; urines nulles, froid des extrémités, dont la coloration est violacée ; la peau de la face palmaire des doigts est ridée, comme si elle avait macéré dans l'eau ; vomissement des liquides ingérés, agitation, angoisse, asphyxie, soif ardente. Je prescris *verat.* 12°, une goutte dans cent grammes d'eau distillée, alterné avec *met. alb.* 6°, une goutte dans cent grammes d'eau distillée, une cuillerée de quart d'heure en quart d'heure. Les vomissements s'arrêtent, la réaction se prononce ; mais la soif persiste, et, le lendemain 14, je trouve la tête prise, l'état soporeux, la langue couverte d'un enduit brunâtre ; je continue *met. alb.* alterné avec *bryon.*, puis avec *bellad.* le 15, et encore avec *bryon.* le 16. Les phénomènes cérébraux sont entièrement calmés le 17. L'intestin n'est plus douloureux, la soif est moins ardente et le malade demande à manger. Je combats la diarrhée qui persiste, le 18 par *chamomilla*, le 19 par *met. alb.*, le 20 par *bryon*. Aucun de ces moyens ne réussissant, et quoique le malade n'en fût pas sensiblement fatigué, la diarrhée résistant, je donne le 21, *sulph.* 5/50°, qui la supprime définitivement.

Dès lors, la convalescence se prononce, et la guérison ne s'est pas démentie.

TRENTE-CINQUIÈME OBSERVATION. — Manne (Joseph), âgé de sept ans, demeurant rue du Rempart, 5, a, depuis trois jours, de la diarrhée. Il est pris, le 10 octobre, de vomissements violents et continus, et, lorsque j'arrivai auprès de lui, il était dans la période cyanique : yeux excavés, convulsés, sueurs froides au visage, membres glacés, sans pouls ni vomissements, ni diarrhée. *Verat.* 8/12° dans cent cinquante grammes d'eau distillée, une cuillerée de dix en dix minutes, après quelques gouttes d'*esprit de camphre*, suffit pour ramener la chaleur, pour ranimer le pouls et réveiller partout la sensibilité et la transpiration. Le 11 au matin, le malade étant dans d'excellentes conditions, on s'avise de mander auprès de lui, inopportunément, un ecclésiastique, dont la présence éprouve si violemment le pauvre malade, qu'il s'imagine être en danger de mort, et que le froid s'empare de nouveau de tous ses membres; un délire furieux se déclare, le malade demande de l'eau et s'irrite quand on la lui refuse. *Mel. alb.* 8/24° dans cent vingt-cinq grammes d'eau détourne le nouveau danger, et donne lieu à une réaction décisive. Pour modérer l'intensité des phénomènes cérébro-spinaux, *bellad.* 5/30° est employée avec succès par cuillerée toutes les demi-heures le 12, et *chamomilla*, le 13, rétablit les fonctions de l'intestin. La convalescence se prononce régulièrement dès le 14.

Ce cas est remarquable par l'apparition, à deux reprises différentes, de la cyanose, dont deux fois la médication est parvenue à triompher. Le jeune malade était extrêmement sensible à l'action des remèdes.

TRENTE-SIXIÈME OBSERVATION. — Madame veuve Seylre,

soixante-cinq ans, affaiblie par la misère et les privations, demeure rue des Noyers, 5. Le 10 octobre, elle est prise de fièvre avec toux et point de côté qui l'oblige à s'aliter. *Aconit., bryon., sulph.*, dissipent ces symptômes, et la malade entrait en convalescence le 19, lorsqu'elle est prise de violentes coliques avec douleurs intolérables qui la forcent à se rouler dans son lit. Elle avait de la constipation depuis cinq jours. *Colocynthis* 5/50° fait cesser cet état, qu'une femme de cet âge n'aurait pu supporter longtemps sans inconvénients, et le soir je donne *nux vom.*, qui détruit la constipation. Le lendemain 20, de la diarrhée se déclare, elle devient promptement séreuse et épuisante ; peu après d'abondants vomissements viennent encore aggraver l'état de la malade, que je trouve plongée dans une prostration extrême. Les membres sont glacés, la figure, décomposée, est couverte de sueurs froides, la voix est éteinte, les urines supprimées ; cyanose et absence de pouls radial. *Met. alb.* 6°, une goutte dans cent vingt-cinq grammes d'eau, une cuillerée de dix en dix minutes, diminue l'intensité des vomissements ; mais, soit épuisement des forces vitales par la maladie antérieure, soit aussi intensité de la maladie, la réaction ne veut pas se faire, et, la potion finie, je donne *veratrum* 12°, une goutte dans cent vingt-cinq grammes d'eau. Le froid diminue aux extrémités ; mais l'épuisement est tel, que l'on se hâte de recourir aux secours religieux, car la tête se prend, et un subdelirium continu fait craindre qu'elle ne puisse pas profiter des consolations spirituelles. La diarrhée continue, abondante, involontaire, de fréquentes vomituritions épuisent la force nerveuse, et le 23, bien que le pouls soit revenu aux radiales, et que l'état moral soit meilleur, l'affaiblissement, par le fait des évacuations alvines, me fait recourir à *secale cornutum* 6°, une goutte dans cent grammes d'eau, continué le 24 à la dose d'une goutte 12°, dans cent cinquante grammes d'eau. La diarrhée change alors de caractère : de séreuse et abondante, elle devient rare, colorée, et la malade a conscience d'un besoin à satisfaire. Le cours des urines s'est rétabli depuis le 23 dans la nuit. Toutefois, les vomituritions n'ont pas cessé, l'estomac est douloureux comme par un charbon ardent, soif vive et agitation continuelle. *Mel. alb.* 12e, une goutte dans cent cinquante grammes d'eau, continué les 25 et 26, par cuillerée de deux en deux heures, calme peu à peu ces symptômes ; mais la diarrhée ne s'arrête entièrement que le 27, sous l'influence de *sulph.* 5/30e, en une seule prise. Quelques symptômes typhoïdes qui se montrent ensuite sont combattus le 28, le 29 et le 50 par *bellad.*, *bryon.*, *china.* Dans les premiers jours de novembre, aucun symptôme morbide n'existe plus qu'une grande faiblesse générale et un affaiblissement tel de la puissance digestive, que l'estomac peut à peine tolérer quelques cuillerées de bouillon froid. *Phosph. acid.* puis *chamomilla* ramènent l'appétit, et, dès le 10 novembre, la malade entrait en convalescence, résultat inespéré, vu l'état de dépérissement et de chétive santé qui lui était habituel.

TRENTE-SEPTIÈME OBSERVATION. — L'enfant Dalès, âgé de cinq ans, demeure avec sa mère et son aïeule, dont je viens de donner l'histoire pathologique, rue des Noyers, 5. Il a de la diarrhée depuis quatre ou cinq jours, et, bien que je vienne depuis longtemps dans la maison pour son aïeule, la mère, insoucieuse par excès de misère, ne songe à me le montrer que lorsque des vomissements répétés et le rapide affaiblissement de son fils lui ont fait soupçonner qu'il y avait danger. Elle sort de sa torpeur, s'alarme, et réclame mes secours. Le 25 octobre, l'enfant est glacé, abattu, pâle, les yeux enfoncés, sans voix et amaigri, suppression des urines, diarrhée séreuse, vomissements continuels ; agitation et soif ardente, que, malgré mes recommandations, la mère a souvent la coupable faiblesse de satisfaire. *Mel. alb.* est continué pendant trois jours aux dilutions 12e, 6e, puis 12e, dans cent grammes de véhicule, seul ou alterné avec *veratrum album*, aux 12e et 6e dilutions. La diarrhée et les vomissements s'arrêtent ; mais à l'agitation délirante et à la soif insatiable succèdent un état comateux, une répugnance invincible pour les boissons, dont *bellad.* fait justice. Le 1er novembre, les forces digestives, qui restaient languissantes, sont relevées par deux prises d'*ipécac.*, et, le 5, la convalescence se prononce et la santé revient rapidement.

Trente-huitième observation — Madame Viennet, âgée de vingt-sept ans, arrive depuis peu de Rochefort, avec son mari, mécanicien de la marine. Elle était à la campagne aux environs de Toulon, lorsqu'elle croit pouvoir sans danger entrer dans la ville, où elle vient occuper une chambre garnie dans la maison Arnaud, sur la place d'Italie. Quelques jours après son arrivée, elle est prise de vomissements et de diarrhée. On fait appeler le médecin voisin, qui diagnostique un cas de choléra, et, après quelques remèdes administrés sans succès, juge le cas grave et demande le concours de plusieurs de ses collègues. Deux consultations ont lieu; on a recours vainement, pour arrêter les vomissements, aux eaux gazeuses, au *teucrium polium* (il va sans dire que les opiacés et les infusions aromatiques avaient été largement employés), et l'on déclare la malade perdue. C'est alors qu'on me fait appeler, le 27 octobre, en désespoir de cause. Je suis accueilli par le mari et par la malade avec défiance et prévention. Madame Viennet était cependant dans un état désespéré, et on ne courait pas grand risque, vu la condamnation de la médecine allopathique, à essayer de la médecine nouvelle. Sans voix, sans pouls, cyanosée, les yeux profondément enfoncés, l'haleine et la langue froides, vomissant à chaque goutte de boisson ingérée, mais n'ayant déjà plus d'évacuations alvines, la malade est tantôt dans l'immobilité de la prostration la plus complète, tantôt dans l'agitation effrayante, désordonnée, qui résulte du manque d'air ou de la recherche des boissons froides. Elle se plaint continuellement d'une sensation de crampe brûlante à l'estomac. *Met. alb.* 12°, une goutte, est alterné de quart d'heure en quart d'heure avec *veratrum* 12°, une goutte dans cent cinquante grammes de véhicule. Ces remèdes sont continués le 28 et le 29; ils arrêtent les vomissements, ramènent le cours des urines, rappellent la chaleur aux extrémités, et procurent un peu de repos. Cependant la soif persiste, et la malade se livre à de graves imprudences, car, lorsque son mari la perd de vue un instant, elle se lève et boit coup sur coup de grands verres d'eau qui provoquent à l'instant le vomissement, d'où il résulte une faiblesse extrême, ce qui n'empêche pas la malade de retomber dans la même faute un ou deux jours après, dès qu'elle se sent mieux. Le 2 novembre, l'amélioration est telle, que je permets un peu de bouillon froid ; la malade croit pouvoir prendre un potage, et a encore des vomissements que je combats efficacement encore par *mel. alb.* Le 4, nouvelle rechute pour avoir bu de l'eau vineuse. Enfin, six jours après, l'épigastre n'étant plus qu'un peu sensible après les repas, composés de légers potages, et cette sensibilité du viscère gastrique ayant été efficacement réprimée par *carbo reget.* et par *sulph.*, la malade s'avise de sortir par un temps froid avec son mari pour faire une promenade.

Par le fait de ces imprudences si souvent renouvelées, la convalescence ne s'est prononcée, d'une manière franche, que vers le 18 novembre, époque où la santé se rétablit peu à peu dans toute sa plénitude.

TRENTE-NEUVIÈME OBSERVATION. — M. Chabert, âgé de trente ans, ouvrier voilier dans l'arsenal de la marine, demeure rue de la Croix, n° 15. Atteint de diarrhée depuis une semaine, il n'a pas osé faire usage du *verat.* qu'il avait entre les mains, et, les évacuations devenant de plus en plus épuisantes et rapprochées (une selle toutes les cinq minutes), il me fait appeler le 1er novembre. *Veratrum* 5/12e, dans cent grammes d'eau distillée, ne produit aucun effet appréciable, les selles continuent à couler et deviennent involontaires ; je prescris alors *verat.* 12e, une goutte, alterné avec *secale cornut.* 12e, une goutte dans cent grammes de véhicule, une cuillerée tous les quarts d'heure. Dans la nuit du 1er au 2, l'affaiblissement a fait des progrès rapides : la voix s'éteint, des sueurs froides couvrent la face, qui devient froide, les extrémités se glacent, les urines cessent de couler, des nausées bruyantes se déclarent, qui s'accompagnent de sensation de brûlure, de crampe et de déchirement à l'épigastre : ces douleurs sont intolérables, et le malade asphyxié cherche de l'air pour dilater sa poitrine serrée par l'angoisse. *Met. alb.* 6°, une goutte dans cent cinquante grammes d'eau distillée, est alors administré de dix en dix minutes, alterné avec *verat.* 12°, une goutte dans la même quantité de véhicule. Les nausées se calment alors un peu, et, bien que la diarrhée soit toujours fréquente, le malade a quelques minutes de repos. Les membres s'étaient réchauffés le 2 au matin, aussi je crus devoir insister, en changeant les dilutions, sur les remèdes employés. Continués le 3 et le 4, ils enrayent tous les symptômes graves : la diarrhée devient colorée et cède, le 5, à une prise de *sulph.* 5/30°. Le 6, je permets un peu de bouillon froid ; et, le 8, une alimentation plus réparatrice préside au renouvellement des forces, qui reviennent peu à peu et permettent au malade de reprendre son travail vers le 15 du courant.

QUARANTIÈME OBSERVATION. — Madame Prat, trente-huit ans, demeure, avec son mari (n° 1 de nos observations), rue de la République, n° 59. Affaiblie par une diathèse psorique, maigre, souffrant habituellement de névralgies douloureuses, l'œil gauche cataracté, cette femme a résisté jusqu'à ce jour aux influences épidémiques ; cependant, le 26 octobre, à la suite d'une diarrhée colorée, qui date de plusieurs jours, elle me fait appeler, parce qu'elle se sent très-affaiblie. *Chamom.* 12°, une goutte dans cent grammes d'eau distillée, une cuillerée tous les quarts d'heure, n'empêche pas la diarrhée de devenir séreuse. *Phosph. acid.* 6°, une goutte dans cent grammes d'eau distillée, demeure aussi impuissant. Dans la nuit du 26 au 27, des vomissements surviennent, la voix se casse, les yeux s'excavent, les urines cessent de couler, et, lorsque j'arrive le 27 au matin, je trouve la malade dans l'état algide. *Verat.* 12°, une goutte dans cent cinquante grammes d'eau distillée, arrête les vomissements et ramène la chaleur aux extrémités ; mais, à mesure que la réaction se prononce, de la soif et de l'agitation apparaissent et la malade accuse de violentes coliques, qui cèdent, le 28, ainsi que les autres symptômes, à *met. alb.* 12°, une goutte dans cent vingt-cinq grammes d'eau distillée. Le 29, la malade est faible, épuisée, elle se sent mal au lit, elle n'a plus de soif. La névralgie faciale reparaît ; *pulsat.* 12°, une goutte dans cent grammes d'eau distillée, la calme dans la journée ; l'appétit se prononce, et, le 50 au soir, pour remédier à la faiblesse profonde qui naît du moindre mouvement, je donne une prise de *nux vom.* 3/12°. Dès le lendemain la convalescence se prononce et marche régulièrement.

QUARANTE ET UNIÈME OBSERVATION. — Méchain, âgé de vingt mois, rue du Mûrier, n° 19, a, depuis quatre jours, de la diarrhée, et, depuis hier, des vomissements. Le 5, appelé auprès de lui, je le trouve pâle, amaigri, les yeux cernés de bistre, couché en supination, insensible à ce qui se passe autour de lui, et, bien que d'un appétit ordinairement très-vif, ne mangeant plus depuis la veille. Ses membres sont froids : quelques efforts qu'ait faits sa mère pour les réchauffer. L'enfant vomit toutes les boissons ingérées, qu'il reçoit avidement dès que le vase qui les contient a touché ses lèvres. La mère m'apprend qu'il a rendu dans ses selles, qui sont incolores, quelques helminthes intestinaux à petites dimensions et de couleur rose pâle. *Met. alb.* 5/30°, dans un verre d'eau, est prescrit par cuillerées de quart d'heure en quart d'heure. Le 6, les vomissements ont cessé ; l'enfant, dès les première cuillerées, a ouvert les yeux ; il joue ce matin et demande à manger. La diarrhée est devenue colorée, les membres se sont réchauffés, et la physionomie est transformée. Je permets du bouillon, et, le 8, le rétablissement était complet.

QUARANTE-DEUXIÈME OBSERVATION. — Blanche (Pauline), âgée de onze ans, cousine du précédent et demeurant dans la famille de la sœur de sa mère (elle est fille naturelle), a, depuis trois jours, une abondante diarrhée dont elle n'a pas parlé, de peur qu'on ne la privât d'aliments. Le 7 octobre, d'abondants vomissements surviennent, et les évacuations alvines deviennent séreuses ; la malade est prise de violents frissons, un froid glacial s'empare de ses membres, sa voix s'éteint, ses yeux s'enfoncent dans leurs orbites, les urines se suppriment ; quelques crampes légères apparaissent dans les mollets ; oppression épigastrique, douleur de brûlement dans le ventre, soif insatiable. *Veratrum* 12°, une goutte, et *met. alb.* 6°, une goutte dans cent cinquante grammes d'eau distillée, sont administrés alternativement par cuillerées de quart d'heure en quart d'heure. Le 8, la chaleur est revenue, le pouls se fait sentir aux radiales (il avait cessé d'y battre la veille au soir), des crampes douloureuses se font sentir aux mollets, la soif et l'agitation sont extrêmes. *Met. alb.* 12°, une goutte, est alterné alors avec *cup.* 5/12°, dans cent cinquante grammes d'eau distillée. Le 9, les crampes ont cessé, mais il y a toujours agitation et soif vive. L'enfant, laissée seule pendant que l'oncle est au travail et la tante aux provisions du ménage, se traîne jusqu'aux vases pleins d'eau qui sont dans la pièce où elle couche et boit à pleins verres. Les vomissements se renouvellent, la diarrhée continue, séreuse, abondante, les crampes reparaissent, et je dois insister sur *met. alb.* et sur *cuprum*, continués, en alternant, jusque dans la matinée du 10. Jusqu'au 13, sous l'influence des mêmes causes, les mêmes effets se renouvellent, et je suis obligé de continuer *m. l. alb.* seul, ou alterné avec *bryon.* et *secale cornut.* Enfin, on m'apprend la cause des rechutes, et, dès lors, en privant complétement la malade de boissons qu'elle demande incessamment avec une insistance déchirante et comme machinale, la diarrhée et les vomissements s'arrêtent, le 14, d'une manière définitive ; mais alors apparaissent des phénomènes typhiques, avec stupeur et délire comateux : je prescris *bellad.* 5/50°, alternée avec *bryon.* 12°, une goutte, une cuillerée d'heure en heure. Le 15, l'état est stationnaire, j'alterne *bellad.* 5/50°, avec *opium* 5/6°, dans cent grammes de liquide, une cuillerée d'heure en heure. La stupeur cesse, le délire est vaincu, et, le 16 au matin, la malade n'accuse plus qu'une douleur sourde et profonde dans la fosse iliaque droite. *Bryon.* 5/12°, dans cent grammes d'eau distillée, est donnée par cuillerées d'heure en heure et continuée le 17, jour où la douleur cesse complétement. La malade est encore languissante le 18 ; je prescris une dose de *sulph.* 5/30ᵉ, qui ranime les fonctions vitales et rappelle l'appétit. Je permets, le 19, un peu de bouillon ; mais, le 20, un mouvement fébrile se déclare, les lèvres deviennent rouges, la bouche sèche, la langue fuligineuse ; cette complication m'alarme, et je donne *aconit.* 5/6ᵉ ; mais, le 21 au matin, je trouve une éruption rubéolique sur tout le corps qui juge la maladie. Sous l'influence de *pulsat.* 5/12ᵉ, dans cent cinquante grammes d'eau distillée, une cuillerée de quatre en quatre heures, l'éruption parcourt en trois jours ses périodes régulières, et, dès lors, la convalescence se fait franchement et rapidement.

QUARANTE-TROISIÈME OBSERVATION. — Madame Brisson (Hélène), âgée de vingt ans, enceinte de huit mois, habite un rez-de-chaussée malsain, au n° 21 de la rue Cavaillon. Elle a de la diarrhée depuis quatre jours : prise de vomissements violents le 9 au soir, elle s'affaiblit beaucoup pendant la nuit, qui se passe dans une agitation extrême, et elle me fait appeler le 10 au matin. Les yeux sont profondément enfoncés dans leurs orbites, le visage est couvert de sueurs froides, la langue et les membres sont glacés, la voix est éteinte, les urines supprimées. *Verat.* 12ᵉ, une goutte dans cent vingt-cinq grammes d'eau distillée, ramène la chaleur et produit une réaction satisfaisante ; mais les vomissements et la diarrhée continuent ; une sensation de brûlement à l'épigastre s'accompagne de soif ardente et d'agitation continuelle. Le 11, je prescris *met. alb.* 6ᵉ, une goutte dans cent vingt-cinq grammes d'eau distillée, une cuillerée d'heure en heure : la soif se calme, les vomissements s'arrêtent ; et, le 12, la diarrhée est redevenue colorée, le cours des urines s'est rétabli. Pour arrêter les évacuations alvines qui fatiguent la malade, *chamom.* et *phosph.* sont successivement employés. Ce dernier remède fait cesser la diarrhée. La convalescence se prononce le 15, et le rétablissement était complet deux jours après.

QUARANTE-QUATRIÈME OBSERVATION. — L'enfant Brisson,

âgé de dix-sept mois, fils de la précédente, est un enfant chétif, sevré avant le temps à cause de la grossesse de sa mère. Dès l'âge de neuf mois il est sujet (par suite d'une alimentation qui ne convient pas à ses forces digestives) à des vomissements et à de la diarrhée. Le 15 octobre il est pris du choléra. Aux vomissements et à la diarrhée habituels, succèdent des évacuations séreuses qui affaiblissent rapidement le malade, déjà fort émacié ; ses yeux s'excavent, sa peau se refroidit rapidement, aucune boisson ne peut être supportée. Dans les matières excrétées se trouvent des ascarides lombricoïdes. *Verat.* 12ª, une goutte, puis *met. alb.* 6ª, une goutte, sont successivement administrés dans cent cinquante grammes de véhicule, une cuillerée d'heure en heure. La chaleur se rétablit le 16 ; les urines reparaissent le 17, et les vomissements sont suspendus le 20. En même temps la diarrhée cesse ; l'enfant, qui ne cessait de pleurer lorsqu'on s'approchait de lui, devient abordable ; il prend volontiers du bouillon froid, il le supporte bien, et peu à peu il arrive à digérer des potages et du pain ; les fonctions digestives se sont même rétablies à tel point, qu'aujourd'hui janvier 1850, l'enfant a repris de l'embonpoint et qu'il est complétement transformé.

QUARANTE-CINQUIÈME OBSERVATION. — Blum, tailleur, vingt-huit ans, demeurant rue Bon-Pasteur, nº 15, a perdu récemment sa femme, victime du choléra. Il reste seul avec une fille, sans amis, sans parents. Sa constitution, déjà maladive, s'altère par suite du profond chagrin qui résulte pour lui de ce malheur. Le 16 novembre, après plusieurs jours de diarrhée, il est pris de vomissements violents qui le réduisent, en peu de temps, à la dernière extrémité ; ses membres se glacent, son visage s'altère profondément, son haleine devient froide et se couvre de sueurs colliquatives ; la voix s'éteint, les urines s'arrêtent et une teinte violacée se répand sur les mains et sur le visage. Appelé auprès du malade le 17, je crois devoir, en raison des circonstances morales qui semblent avoir présidé à l'invasion du mal, débuter par une dose d'*acide phosph.*, que je fais suivre par une potion de cent cinquante grammes,

avec *veral.* 12°, une goutte, par cuillerées de quart d'heure
en quart d'heure. Les vomissements deviennent plus rares,
la chaleur et le pouls reparaissent aux extrémités; mais, en
même temps, de l'agitation et une soif ardente se manifestent,
et, le 18, je donne *met. alb.* 6°, une goutte dans cent cinquante grammes d'eau distillée. Les vomissements s'arrêtent;
la diarrhée, de séreuse, redevient colorée, les urines reparaissent et le malade se sent un bien-être inaccoutumé. Contre la
diarrhée qui persiste, j'emploie, le 19, *secale cornut.* 6°, une
goutte; puis, le 20, *phosph.* 6°, une goutte; enfin, le 21,
sulph. 5/30°, chacun de ces remèdes dans cent grammes de
véhicule et par cuillerées d'heure en heure. *Sulph.* seul parvient à arrêter la diarrhée, qui avait diminué de fréquence
par les autres remèdes. Je laisse agir *sulph.* jusqu'au 26, époque où, les forces digestives paraissant languir, je donne une
dose de *nux vom.* 5/30°. L'appétit se prononce alors très-vif;
les digestions se régularisent, et le malade reprend sa santé et
ses travaux.

QUARANTE-SIXIÈME OBSERVATION. — Madame Meyer, quarante-deux ans, rue Mairaud, n° 1, est enceinte de trois
mois, elle a perdu un petit garçon mort du choléra il y a
quinze jours. Cet événement l'a beaucoup attristée, elle a
été atteinte quelque temps après de diarrhée, et, bien qu'elle
ait continué avec courage à vaquer à ses occupations habituelles (elle est femme de ménage), la malade est bientôt
forcée de s'aliter; des vomissements sont survenus le 15 octobre au matin; elle me fait appeler aussitôt, mais je ne puis
me rendre auprès d'elle que vers le soir; je la trouve dans
l'état suivant : faciès altéré, yeux excavés, froid des extrémités, la voix est altérée dans son timbre et les urines sont
supprimées depuis le matin. La malade, d'humeur bienveil-
lante et douce, s'agite cependant et veut boire, et s'inquiète
sur le sort de l'enfant qu'elle porte dans son sein. Quelques
crampes assez vives, qui sont survenues, viennent augmenter
ses inquiétudes. Je prescris *veral. alb.* 12°, une goutte dans
cent grammes d'eau distillée, alterné de quart d'heure en

quart d'heure avec *cuprum* 5/6ᵉ dans soixante grammes de liquide ; le 16, les crampes ont cessé, les vomissements sont moins fréquents, la soif est toujours ardente, l'inquiétude et la préoccupation sont toujours très-prononcées. *Met. alb.* 50ᵉ, une goutte dans cent grammes d'eau distillée, une cuillerée de demi-heure en demi-heure, arrête les vomissements, calme l'agitation et rappelle le cours des urines. La diarrhée persiste fréquente et colliquative ; le 17, *secale cornutum* en change le caractère, elle devient colorée ; *china* 5/6ᵉ, qui me paraît indiqué ensuite, reste impuissant. Je reviens alors le 18 à *veratrum*, qui diminue sans les arrêter le nombre des selles ; *chamomilla* seule parvient à les supprimer entièrement, Ce remède est continué les 20, 21 et 22 octobre, et, sous son influence, une convalescence franche et définitive s'établit ; la malade peut promptement après reprendre ses travaux habituels,

QUARANTE-SEPTIÈME OBSERVATION. — Madame Eméric Gotton, vingt-deux ans, demeurant rue de la Glacière, n° 22, est accouchée depuis vingt jours, a de la diarrhée depuis trois jours. Tout à coup elle est prise de frissons, le 15 octobre, et, peu de temps après, de vomissements; le froid devient intense, la diarrhée et les vomissements continuent presque sans interruption, les yeux s'excavent, des sueurs froides inondent le visage, la voix se casse, les urines se suppriment, et les membres donnent au contact la sensation du marbre, une coloration violacée s'étend sur la peau; c'est à ce moment que je suis appelé. La malade se plaint de crampes douloureuses, elle se préoccupe beaucoup de son état, et de l'enfant qu'elle allaite et qui crie dans son berceau. Je prescris *verat. alb.* 12ᵉ, dans cent cinquante grammes d'eau distillée, alterné avec *cuprum* 12ᵉ, dans cent grammes d'eau distillée, une cuillerée de quart d'heure en quart d'heure. Une heure après, la cyanose a cessé, le froid fait place à une sensation de chaleur générale, la diarrhée persiste, mais les vomissements se sont arrêtés, le cours des urines est rétabli. J'insiste sur *veratrum*, qui supprime la diarrhée le 17; le lendemain, je permets des potages, et la malade marche rapidement vers la guérison. Le succès a été ici très-prompt et d'autant plus complet qu'elle a pu continuer à allaiter son enfant, auquel, pendant la maladie, une voisine avait donné le sein.

QUARANTE-HUITIÈME OBSERVATION. — Ollivier Sylvain, âgé de sept ans, demeure, avec sa famille, rue des Trois-Mulets, n° 14, dans une petite chambre au troisième étage. Il revient d'Afrique, où il avait eu les fièvres : son tempérament est lymphatique et sa constitution épuisée ; il a de la diarrhée depuis quatre jours, lorsque le 15 octobre il est pris de vomissements continus, et la diarrhée devient séreuse et rapidement épuisante ; en même temps s'allume une soif ardente, le malade s'agite et cherche l'air qui semble manquer à ses poumons. Appelé auprès de lui vers le soir, je le trouve glacé, cyanosé, sans pouls; sa voix se fait à peine entendre, ses urines ont cessé de couler. Je prescris *veratrum* 8/12°, dans cent cinquante grammes d'eau distillée, alterné par cuillerée de quart d'heure en quart d'heure avec *mel. alb.* 6°, une goutte; les vomissements diminuent de fréquence, la chaleur revient aux extrémités, mais l'agitation persiste, et le malade saisit tous les moments où on l'abandonne à lui-même pour se traîner auprès de la cruche, où il boit à longs traits ; les vomissements reparaissent alors, mais finissent par être entièrement supprimés le 17, sous l'influence de *mel. alb.* 12°, une goutte dans cent cinquante grammes d'eau distillée; le 18, des symptômes typhoïdes se manifestent, le malade tombe dans la stupeur, le coma; les lèvres se sèchent, la langue se couvre d'un enduit brunâtre. *Bryon.* 5/12°, alterné avec *bellad.* 5/30°, l'un et l'autre dans cent grammes de véhicule, par cuillerées d'heure en heure et continués le 19 et le 20, font cesser la fièvre et les symptômes cérébraux. Je permets alors quelques cuillerées de bouillon, et le rétablissement est complet le 25.

QUARANTE-NEUVIÈME OBSERVATION. — Amy, âgé de cinq

ans, fils d'un gendarme maritime, habite la caserne de la place de France : il a de la diarrhée depuis trois jours, lorsque, le 15 octobre, il est pris de vomissements qui inquiètent le père; il me fait appeler vers le soir. L'enfant a vomi d'une manière presque continue, les yeux se sont creusés, la face est livide et froide, les membres sont glacés, quels que soient les moyens de réchauffement employés, la langue est froide, l'enfant s'agite et n'a pas un moment de repos; de sa voix affaiblie et presque éteinte, il demande incessamment à boire, les selles coulent inaperçues, les urines sont supprimées. Je prescris *mel. alb.* 6°, une goutte dans cent cinquante grammes d'eau distillée, alterné de quart d'heure en quart d'heure avec *verat.* 12°, même véhicule; la chaleur se rétablit, et, le 16 au matin, la réaction est tellement violente, que, craignant l'afflux du sang vers le cerveau, je prescris *aconit.* 6°, une goutte dans cent grammes d'eau distillée, une cuillerée de demi-heure en demi-heure. La fièvre se calme, et, la diarrhée continuant, le 17, colorée mais affaiblissante, *chamomilla* 5/12°, dans cent grammes d'eau distillée, en modère les effets; mais elle ne se supprime définitivement que le 18, sous l'influence de *sulphur* 5/50°. Dès ce moment, l'enfant demande à manger, et je lui permets du bouillon, puis des potages, qu'il supporte bien; la convalescence marche sans accidents jusqu'à complet rétablissement.

CINQUANTIÈME OBSERVATION. — Marie-Caroline Limonadière, rue Bon-Pasteur, n° 1, est âgée de trente-deux ans; elle souffre d'une gastralgie habituelle qui a produit un notable amaigrissement; elle ne peut pas supporter des aliments un peu lourds, et son appétit est extrêmement fantasque. Le 16 octobre elle est prise de vomissements à la suite d'une diarrhée qui durait depuis trois jours : affaiblissement extrême, faciès profondément altéré, voix cassée, yeux enfoncés dans leurs orbites, urines supprimées depuis la veille, froid des extrémités, tels sont les symptômes qu'elle présente le 17 au matin. Sous l'influence de *mel. alb.* 12°, une goutte dans cent vingt-cinq grammes d'eau distillée, une cuillerée

de quart d'heure en quart d'heure, les vomissements s'arrêtent, le froid des extrémités cesse, mais une soif ardente se
prononce, une grande agitation se manifeste, et, bien que le
cours des urines se soit rétabli, je crois devoir insister sur
met. alb. à la 50° dilution, dans cent cinquante grammes
d'eau distillée. La diarrhée ne cède point, elle continue séreuse, épuisante; une violente céphalalgie se déclare et cède
à *nux vom.* 5/12°, dans cent grammes d'eau distillée; le 19,
chamomilla 5/12° est employée sans résultat. Le 20, *bryon.*
5/12° est tout aussi inefficace; le 21, *mercure,* employé à
cause de la présence d'helminthes intestinaux dans les selles,
trompe encore mon attente, et, bien qu'elles soient devenues
colorées, elles se continuent moins nombreuses, mais encore
fatigantes au point d'affaiblissement où la malade est parvenue. Le 22, je donne *sulphur* 5/30°, qui triomphe de cet
opiniâtre symptôme, la diarrhée ne reparaît plus, mais l'estomac repousse l'aliment, et un potage léger provoque des vomissements. Je dois ne permettre que du bouillon froid pendant une semaine; pendant ce temps je donne *china* 5/6°,
puis *opium* 3/6°, et enfin *antim.* 5/30°. Les forces digestives se
relèvent peu à peu, mais la convalescence est très-lente à se
prononcer, et une alimentation convenablement réparatrice
ne peut être supportée que dans les premiers jours de novembre. Depuis, les symptômes de gastralgie habituelle ont
fini par s'effacer, et la malade se porte aujourd'hui mieux
qu'elle ne s'était portée depuis bien longtemps.

CINQUANTE ET UNIÈME OBSERVATION. — Grillé (Jean), domestique d'hôtel, âgé de vingt-sept ans, demeurant rue Fou-
gassière, 5, est d'un tempérament bilieux, d'un caractère
irascible. Il s'est livré, le 1ᵉʳ octobre, à une violente colère, à
la suite de laquelle il a éprouvé un malaise général, qui s'est
dissipé par un exercice forcé. Il me fait appeler le 2 dans la
matinée; il m'apprend que, dans la nuit, il a été pris d'un
frisson violent et prolongé qui l'a laissé tout froid, malgré
les efforts qu'il a faits pour se réchauffer. Il n'a pas uriné depuis la veille au soir. Il a des crampes extrêmement doulou-

reuses au creux de l'estomac, qui se propagent jusque dans
les mollets. Il n'y a ni diarrhée ni vomissements, mais l'épigastre est serré par une angoisse intolérable, et, de temps à
autre, il a des nausées qui le fatiguent, dit-il, autant que
des vomissements. La voix est remarquablement altérée, elle
est sourde et cassée, la langue est froide, le visage est couvert de sueurs froides, et les yeux sont entourés d'une auréole bistrée. Je prescris *esprit de camphre* de Hahnemann,
une goutte sur un morceau de sucre, de cinq en cinq minutes, puis de quart d'heure en quart d'heure, à mesure que
la chaleur reparaîtra. Une heure après, les membres sont
réchauffés, la transpiration commence à sourdre à la peau,
qui se couvre bientôt d'une moiteur bienfaisante. Je laisse
agir le remède, que j'espère devoir produire un effet défini-
tif. Dans la nuit du 3 octobre, les frissons reparaissent, au
grand effroi du malade, qui avait passé dans un état satisfai-
sant la moitié de la journée du 2 et le commencement de la
nuit. Un bouillon avait été pris le soir, et peut-être est-ce la
cause du retour des accidents, qui se dissipent du reste,
comme la veille, par le même médicament. Le soir, il survient une copieuse diarrhée, contre laquelle *chamom.* est en
vain employée, et qui, dans la nuit, devient séro-albumineuse, et s'accompagne de vomissements avec sensation de
brûlement à l'épigastre, soif ardente et agitation extrême; les
urines cessent de couler. *Met. alb.* 5/12°, donné le 4 dans
cent grammes d'eau, par cuillerée de quart d'heure en quart
d'heure, puis de demi-heure en demi-heure, arrête les vomissements, rétablit les urines, calme l'agitation, et fait cesser la diarrhée. Le 5, le malade est assez bien; il ne se plaint
que d'un malaise très-prononcé à l'épigastre, et d'envies fréquentes de vomir, que font cesser trois cuillerées d'*ipécac.* 6°,
une goutte dans soixante grammes d'eau. Contre la faiblesse
de l'estomac, qui ne peut supporter aucun aliment, *nux vom.*
5/12° est donnée par cuillerée tous les soirs, dans soixante
grammes d'eau, et je perds de vue le malade, dont je n'é-
tais point parvenu à maîtriser l'imagination désordonnée et
le caractère fougueux, et qui, voulant se traiter à sa guise,

avait pris à mon insu, dans les derniers temps, pour raffer-
mir, disait-il, l'estomac, des infusions de sauge et de fe-
nouil.

CINQUANTE-DEUXIÈME OBSERVATION. — Laure, Alexandre,
cinquante-six ans, cordonnier, précédemment cultivateur,
habite la rue du Canon, dans la maison Estienne, au troisième
étage. Il a de la diarrhée depuis plusieurs jours, lorsque, affaibli par les évacuations nombreuses qui vont s'augmentant à chaque instant, il me fait appeler le 20 octobre. La
diarrhée est séro-albumineuse, elle revient toutes les dix
minutes au moins ; pas de vomissements (le malade me rapporte qu'il vomit très-difficilement), mais nausées continuelles. L'état moral du malade, qui a perdu une fille du
choléra, au commencement de l'épidémie, et qui soigne depuis longtemps sa femme, aujourd'hui convalescente de la
même maladie (voir la dix-septième Observation), me paraît in-
diquer *phosph. acid.* 5/6° dans cent grammes d'eau ; mais ce
remède ne produit aucune amélioration, et j'ai recours à *veratrum* 12°, une goutte, alterné avec *mel. alb.* 6°, une goutte
dans cent cinquante grammes d'eau, une cuillerée de demi-
heure en demi-heure. Pendant qu'il était soumis à l'influence
d'*acide phosphorique*, le malade s'affaiblissait de plus en plus,
le froid se répandait dans les extrémités, la face se couvrait
de sueurs froides, la voix se cassait, les yeux s'enfonçaient
dans leurs orbites, et les urines se supprimaient. Le malade,
anéanti, ne pouvait faire aucun mouvement, et cependant il
restait vêtu, étendu sur un canapé, ne voulant pas se coucher dans son lit. A partir de l'administration de *veratrum* et
de *mel. alb.*, une bonne réaction se prononce. Le 28, la diarrhée est redevenue colorée, les nausées ont cessé, les urines
ont recommencé à couler. Quelques helminthes intestinaux se
montrent dans les selles, mais on ne me parle que plus tard
de ce symptôme. Le 29, le malade désire des aliments, et,
comme la diarrhée ne s'était pas remontrée dans la nuit, je
permets du bouillon froid. Du 29 au 50 se déclare une abondante hémorrhagie intestinale, avec mucosités et ténesme,

contre laquelle j'emploie pendant deux jours *hûc rom.* 5/12°
dans cent grammes d'eau, à prendre par cuillerée, d'heure
en heure, de midi à minuit, et *mercurius vivus* 12°, une goutte
dans cent cinquante grammes d'eau, par cuillerée, d'heure en
heure, de minuit à midi. Sous l'influence de ces remèdes,
l'hémorrhagie s'arrêta le 5 complétement, et dès lors une convalescence s'établit régulière et définitive : la guérison ne s'est
pas démentie depuis.

CINQUANTE-TROISIÈME OBSERVATION. — Décaris, maître ar-
murier, âgé de quarante-deux ans, demeurant rue de la République, 59, est sujet à une gastralgie habituelle, fruit des
privations qu'il a subies pendant de nombreuses navigations.
Le 24 octobre au soir, il est pris d'un froid subit et général,
avec affaiblissement extrême. Bien que robuste et courageux,
il sent ses forces l'abandonner, et, des nausées survenant, il
croit devoir recourir à mes soins. Il m'apprend qu'il a passé
une nuit affreuse, sans pouvoir se réchauffer; il n'a pas uriné
depuis la veille au soir, et cette nuit d'insomnie a tellement
décomposé son visage, que l'on dirait d'un cholérique cyanosé. Les extrémités sont froides, et de fréquentes nausées
font perler sur son visage glacé une sueur d'angoisse. L'*esprit de camphre* de Hahnemann, administré par gouttes, à
intervalles rapprochés, rappelle la chaleur et détermine une
bonne transpiration. Le cours des urines se rétablit; mais une
abondante diarrhée se déclare, qui prend en quelques minutes le caractère des évacuations du choléra. Appelé aussitôt,
je prescris *veratrum*, dix globules de la 12° dilution dans un
verre d'eau, par cuillerée, de cinq en cinq minutes. A la
quatrième cuillerée, la diarrhée s'arrête, et dès lors le remède,
continué d'heure en heure, produit une guérison définitive.
Je dus cependant administrer, le 27, une dose d'*ipécac.* pour
réveiller l'action de l'estomac, qui ne désirait aucun aliment.

CINQUANTE-QUATRIÈME OBSERVATION. — Blanchard, menuisier, âgé de quarante ans, habite un magasin, à l'entrée de
l'impasse Saint-Vincent. Il a été enfermé pendant quelque

temps dans un hospice d'aliénés. Le 10 octobre, appelé auprès de lui, je le trouve couché, en supination, le visage couvert de sueurs froides, les yeux excavés, les membres froids et offrant la teinte violacée caractéristique. On m'apprend qu'il a, depuis huit jours, une abondante diarrhée ; mais que, pressé d'un appétit glouton, il n'a pas voulu se soigner. Depuis la veille, il n'a pas émis une goutte d'urine. Sa première parole, dite d'une voix faible, est pour me demander à manger. Il veut boire beaucoup, et il demande de l'air pour soulager l'oppression qui lui écrase la poitrine. *Met. alb.* 30°, une goutte dans cent cinquante grammes d'eau, est administré de quart d'heure en quart d'heure, et ramène à la peau la chaleur et la transpiration. Le 11, le cours des urines est rétabli ; mais la diarrhée continue, quoiqu'elle ait pris une teinte verdâtre. *Chamomilla* est inutilement administrée, *sulphur* seul parvient à arrêter les évacuations alvines. Le malade avait continué à manger des potages, c'est le moins que nous avions pu accorder à son appétit furieux. Contre les symptômes cérébraux et la réaction consécutive à la période cyanique, j'ai employé avec succès *aconit.*, *bellad.*, *stramonium.*

Là s'arrête l'historique des cas de choléra avec développement de symptômes graves que j'ai eus à traiter ; j'ai cru devoir donner sans interruption les faits de guérison; je vais passer maintenant aux cas qui ont été suivis de mort, afin que le travail statistique soit tout fait. Je donnerai ensuite un relevé succinct des cas dans lesquels le choléra a été arrêté dès ses premiers symptômes, ou tout à fait au début.

CINQUANTE CINQUIÈME OBSERVATION. — Pons, (Marie), vingt ans, demeure rue d'Isly, au faubourg du Pont-du-Las, chez M. le curé, dont elle est la domestique. Elle souffre d'une gastro-entéralgie chronique. Habituellement maladive, elle a une constitution ruinée par une mauvaise nourriture, qu'elle recherche par dépravation de goût, ne mangeant que des fruits verts et des substances salées, ou à saveur fortement prononcée.

Dans la nuit du 22 au 23 septembre, elle est prise d'un froid subit et général : elle néglige d'appeler et de demander des secours. Vers le matin, la sensation de froid se renouvelle et des nausées apparaissent. Consulté sur cet état, je conseille une prise d'*ipec.* après quelques doses d'*esprit de camphre.* Vers le soir, on me mande en toute hâte : des vomissements séreux, une diarrhée abondante séro-albumineuse sont survenus ; le visage s'est couvert de sueurs froides, les yeux se sont excavés, les membres se sont glacés, la voix est brisée ; la malade s'agite anxieuse et inquiète ; elle se plaint de crampes douloureuses. Je prescris *verat.* 8/12e, alterné avec *cupr.* 6/24e, dans un verre d'eau, une cuillerée de quart d'heure en quart d'heure. Le 24, les crampes ont cessé, la chaleur est revenue dans les membres, les vomissements sont rares et n'ont lieu que lorsque la malade prend quelques boissons. La diarrhée continue, une soif ardente s'est allumée, l'épigastre est brûlant et douloureux, agitation extrême. *Mer. alb.* 6e, trois gouttes dans cent cinquante grammes d'eau distillée, est continué pendant les journées du 24, du 25 et du 26, de quart d'heure en quart d'heure : les vomissements s'arrêtent, la diarrhée cesse, l'agitation diminue ; mais la soif persiste très-intense. Depuis le 24, le cours des urines s'est rétabli. L'amélioration est telle, que je crois la malade hors de danger, et que je l'annonce à l'entourage. Le brûlement de l'estomac avait cessé, en effet ; le pouls était calme, régulier, et tout faisait espérer une prompte et favorable terminaison. De graves imprudences de la malade changèrent instantanément la face des choses : Le 26, sous prétexte qu'elle ne peut pas supporter le poids des couvertures, elle les rejette au pied de sa couche, puis elle s'étend sur le lit, ne conservant que le drap, se lève et boit avidement de l'eau fraîche qu'on avait laissée à sa portée. Les vomissements reparaissent, la diarrhée redevient copieuse, et, plus tard, involontaire ; la voix, qui avait repris un timbre plus éclatant, s'assourdit et se brise de nouveau. On m'annonce, le 26 au soir, que plusieurs ascarides lombricoïdes ont reparu dans les selles. L'agitation est au comble ; le brûlement épigastrique est intolérable, et, en même temps, se manifeste une sensation d'angoisse et d'oppression qui va jusqu'à l'asphyxie. *Carb. veg.* 12°, deux gouttes dans cent cinquante grammes d'eau distillée, est alterné avec *met. alb.* 6°, trois gouttes dans cent cinquante grammes d'eau distillée, de quart d'heure en quart d'heure, pendant toute la nuit. Le 27, le mal a fait d'effrayants progrès : le froid a de nouveau envahi les extrémités, et de nouveau la cyanose se prononce ; il n'y a plus de vomissements ; mais de rauques et douloureux hoquets leur ont succédé ; l'agitation a fait place par moments à une stupeur délirante ; les traits de la face expriment l'angoisse la plus profonde ; le pouls baisse, il devient à peine perceptible. A cause des symptômes vermineux, et en raison d'excoriations suintantes qui m'avaient été signalées entre les cuisses et aux environs de l'anus, je crois devoir donner *mercure* 12°, une goutte dans cent grammes d'eau distillée, alterné avec *rhus* 30°, une goutte dans cent grammes d'eau distillée, une cuillerée de demi-heure en demi-heure. Aucun effet n'est produit : la cyanose n'est pas arrêtée, et, vers le soir, je prescris *hydrocyani acid.* 3°, deux gouttes dans cent grammes d'eau distillée, alterné de quart d'heure en quart d'heure avec *carb. veg.* 12°, deux gouttes dans cent grammes d'eau distillée. La malade ne sent plus l'effet des remèdes, et elle succombe dans la nuit.

Nous n'avons pas besoin de faire ressortir, pour expliquer cette terminaison funeste, les circonstances défavorables qui résultaient de la mauvaise santé habituelle de la malade et de la complication qu'elle fit naître elle-même par ses imprudences.

CINQUANTE-SIXIÈME OBSERVATION. — Benoît, femme de vingt ans, habite une petite chambre de la rue Sainte-Élisabeth, au Pont-du-Las : elle a accouché il y a un mois à peine ; elle est d'une bonne constitution, d'un tempérament sanguin et d'un caractère irascible et violent. Elle a de la diarrhée depuis plusieurs jours. Le 25 septembre, à quatre heures du matin, elle est prise d'un froid subit et général, contre lequel aucun moyen de

réchauffement ne peut réussir. Bientôt elle est prise de vomissements et de diarrhée séreuse avec crampes violentes. On a
recours à une personne habitant la maison, qui a une boîte
de remèdes homœopathiques, et qui, sur les symptômes qui
se développent, croit, en attendant les médecins, pouvoir administrer *veratr.* et *cupr.* alternés. Sous l'influence de ces
remèdes, une bonne réaction commence, et les vomissements
s'arrêtaient, lorsque des voisins arrivent avec un arsenal de
préparations camphrées, devant lesquelles les médicaments
homœopathiques doivent se retirer. La réaction s'arrête, les
vomissements reparaissent, puis cessent complétement, mais
par l'effet de la cyanose et de l'asphyxie. On me fait appeler vers
les six heures du soir : la malade était glacée, sans pouls, asphyxiée, au milieu d'une chambre remplie de vapeurs du vinai-
gre camphré, dont on l'avait frottée pendant plusieurs heures, et
qui rendaient inutiles les moyens que je pus employer pour l'ac-
quit de ma conscience. A huit heures du soir elle succombait.

Je n'ai eu affaire ici qu'à un cadavre, et ce cadavre était
entouré d'une atmosphère qui paralysait l'action des remèdes
employés.

CINQUANTE-SEPTIÈME OBSERVATION. — Granarini (Marie), rue
des Beaux-Esprits, n° 20, au cinquième étage, est une femme
de quarante-neuf ans, qui paraît en avoir soixante-dix, tant
elle est décrépite et ruinée par la misère, les privations et la
maladie : elle a eu de nombreuses hémoptysies ; elle s'enrhu-
mait tous les hivers et toussait beaucoup ; elle était sujette à
une diarrhée habituelle, comme on en rencontre souvent chez
les phthisiques ; aussi ne fit-elle pas grande attention à une
augmentation de ce symptôme, et ce n'est que lorsqu'elle fut
prise de vomissements et de crampes violentes, qu'elle eut
recours à un médecin. C'est le 25 septembre au soir qu'elle
me fit appeler : je trouvai la malade faible, languissante, épuisée, se plaignant, d'une voix à peine perceptible, de crampes
violentes aux jambes et de froid dans les membres ; pas d'urines depuis la veille. Je prescris *veratr.* 12ᵉ, une goutte, alterné
avec *cupr.* 12ᵉ, une goutte dans cent cinquante grammes d'eau,

une cuillerée de quart d'heure en quart d'heure. Les vomissements s'arrêtent; la diarrhée cesse; mais les crampes continuent violentes et extrêmement douloureuses. Le 24, j'insiste sur *cupr.* à diverses dilutions ; mais il semble que le système nerveux, déjà si rudement ébranlé, ne réagisse plus, et la malade s'affaiblit de plus en plus, épuisée par la douleur. Les membres deviennent glacés, la cyanose se prononce ; et, le 25, à dix heures du matin, la malade s'éteignait dans un état de délabrement des forces dont il est difficile de donner une idée.

Épuisement par une maladie organique, et arrivée à un degré où elle est toujours mortelle, invasion d'un fléau redoutable sur un organisme à ce point usé ; voilà plus qu'il ne faut d'explications sur l'inefficacité d'un traitement commencé, en outre, à une période déjà avancée du choléra.

CINQUANTE-HUITIÈME OBSERVATION. — Madame Peyron, soixante-sept ans, demeurant rue des Riaux, n° 8, est sujette à de fréquentes hémoptysies et à des accès intermittents qui ont été traités par le sulfate de quinine à forte dose, et qui ne sont que des manifestations des progrès d'un travail de tuberculisation déjà fort avancé. L'antipériodique a produit une maladie gastrique dont elle souffre depuis deux ans ; aussi, lorsqu'elle est prise du choléra, la malade est dans un état d'émaciation et de dépérissement qui me laisse peu d'espoir. Le 26 septembre, après plusieurs jours d'une diarrhée qui finit par devenir aqueuse et grisâtre, et à laquelle elle ne fit pas attention, la malade est prise de vomissements séreux abondants ; les urines se suppriment ; une sensation de froid glacial envahit tout le corps, les yeux s'excavent, la voix se casse et s'affaiblit, *le pouls est d'une lenteur extrême.* Je donne *digit,* 5/6°, dans soixante grammes d'eau distillée, une cuillerée à café de dix en dix minutes ; sous l'influence de ce remède, le pouls se relève et prend de l'activité le soir. La malade se plaint d'un brûlement épigastrique ; elle a de l'agitation et beaucoup de soif ; les vomissements et la diarrhée sont fréquents mais peu copieux. Je prescris *veratr.* 12°, une goutte dans cent vingt-cinq grammes d'eau distillée, alterné avec *mel. alb.* 6°, une goutte dans cent grammes d'eau distillée, une cuillerée de quart d'heure en quart d'heure. Le 27, les vomissements se sont arrêtés, mais la diarrhée continue; la soif et l'agitation n'ont fait que s'accroître. Je continue *mel. alb.* 6°, trois gouttes dans cent cinquante grammes d'eau distillée, une cuillerée de demi-heure en demi-heure. L'agitation s'apaise et la malade peut reposer pendant la nuit; mais la diarrhée devient involontaire et affaiblit beaucoup la malade. Le 28, je prescris *secal. cornut.* 12°, une goutte; puis 6°, trois gouttes dans cent vingt-cinq grammes d'eau distillée, une cuillerée toutes les demi-heures. La diarrhée s'arrête et je permets du bouillon. Contre la soif qui dévore la malade, je donne, le 29, *mel. alb.* 12°, deux gouttes dans cent vingt-cinq grammes d'eau distillée, une cuillerée toutes les heures. Le 30, la malade est assez bien pour que les parents croient devoir lui donner, sans mon avis, un potage et un peu de vin, qu'elle désire vivement. Dans la nuit du 30 au 1er octobre la diarrhée reparaît ainsi que l'agitation; je combats ces symptômes par *secal.* 6°, une goutte, alterné avec *mel. alb.* 30°, une goutte dans cent grammes d'eau, par cuillerées de demi-heure en demi-heure. Mais un état typhoïde succède à l'agitation : contre cette complication, j'emploie inutilement, le 2, *bryon.*; le 3, *rhus*; le 4, *sulph.* et *bellad.* La malade succombe à dix heures du soir.

Les symptômes cholériques ont été ici complétement arrêtés. Il est probable que l'imprudence de la famille a hâté le développement de la complication typhoïde; mais nous croyons qu'elle aurait eu lieu indépendamment de cette circonstance, et tout aussi fatale, vu le grand âge et la débilité de la malade.

CINQUANTE-NEUVIÈME OBSERVATION. — Tilly (Florent), coupeur chez M. Brot, demeurant rue des Marchands, n° 1, est un travailleur tellement consciencieux, que, malgré une diarrhée violente qu'il a depuis huit jours, il n'a pas cru devoir interrompre son service. Profondément débilité par les évacuations, qui deviennent fréquentes et séreuses, il prend des liqueurs fortes et du café, espérant dompter la maladie. Le 29 septembre au matin, il est pris d'un froid violent, qu'il combat, à son ordinaire, par le rhum et le café; mais il ne peut se réchauffer. D'abondants vomissements surviennent; il est pris de crampes violentes, et se couche enfin. Un médecin consulté prescrit une potion laudanisée et des frictions ammoniacales. La maladie s'aggravant, on a recours à l'homœopathie. Lorsque j'arrive auprès de Tilly, je le trouve cyanosé, sans voix, sans pouls, la poitrine haletante, asphyxiée; il n'a plus de vomissements; les selles coulent involontaires, comme de l'eau; crampes violentes et agitation extrême, avec soif et brûlement au creux de l'estomac. Après quelques doses d'*esprit de camphre*, pour antidoter les remèdes antérieurs, je prescris *cuprum* 12°, une goutte, alterné avec *met. alb.* 6°, une goutte dans cent vingt-cinq grammes d'eau, une cuillerée de quart d'heure en quart d'heure. Ces remèdes sont inefficaces; la cyanose et l'asphyxie emportent le malade : vers deux heures du matin, le 50 septembre, il avait cessé d'exister.

Ici, comme chez la plupart des malades que j'ai traités après des médecins de l'ancienne école, l'effet des boissons excitantes et alcooliques a été déplorable, en laissant, après une surexcitation factice, l'organisme désarmé devant son redoutable ennemi.

SOIXANTIÈME OBSERVATION. — Tabarin (Philippe), ouvrier cordonnier, récemment libéré du service militaire, est âgé de vingt-six ans, fortement constitué, et demeure rue du Mûrier, n° 23, dans une petite chambre, au quatrième étage. Il a de la diarrhée depuis quelques jours, lorsque, le 2 octobre, il est pris de vomissements et d'un froid glacial contre lequel il emploie vainement le rhum et les excitants de toute espèce; les vomissements s'arrêtent, mais le froid va toujours s'augmentant. Dans cet état déplorable, le malheureux Tabarin, soutenu par un de ses amis, a le funeste courage de venir chez moi réclamer des secours que je me serais empressé de lui porter chez lui, s'il m'eût fait demander. A peine arrivé dans mon cabinet, il tombe comme foudroyé; son corps donne la sensation d'un cadavre, et il semblerait mort, si de larges gouttes de sueur froide ne perlaient pas sur son front. Je lui donne pendant une heure, de cinq minutes en cinq minutes, puis en espaçant les doses, une goutte d'*esprit de camphre* sur un morceau de sucre. Peu à peu les forces se raniment, la chaleur revient, et, quelque insistance que l'on fasse pour le retenir, le malade veut retourner chez lui. A peine arrivé dans sa chambre, les vomissements le reprennent, et la cyanose apparaît. Appelé par d'autres malades, je ne puis revoir Tabarin que vers le soir. Sans tenir compte de mes indications (j'avais prescrit *veratrum* et *cuprum* à prendre dans un verre d'eau, en alternant de dix minutes en dix minutes); un voisin arrive avec la liqueur de Raspail, et médicamente le malade à sa manière. Quand j'arrivai le soir, il agonisait. J'essayai *veratrum* et *cuprum*; mais les vapeurs de camphre répandues dans l'appartement annulaient incessamment les effets des remèdes, et la mort ne tarda pas à arriver.

Ici encore se présentent des circonstances défavorables de fatigues excessives pour un malade, et d'annulation des effets des remèdes par un puissant antidote permanent. Rendra-t-on l'homœopathie responsable de cette mort?

Soixante et unième observation. — Cauvin (Jules), enfant de onze ans, demeure au n° 15 de la rue Saint-Michel, au Pont-de-Las. Il a la diarrhée depuis deux jours lorsqu'il est pris, le 12 octobre, dans la nuit, de vomissements et de froid glacial dans tout le corps. Le 15 au matin, on me fait appeler. Le refroidissement avait envahi tous les membres, qui étaient colorés de cette teinte violacée de la période cyanique; la voix était brisée, les urines suspendues depuis la veille. Agitation et soif ardente, avec sensation de brûlement à l'épigastre; plus de vomissements, mais émission involontaire des selles. Je prescris *veratrum* 8/12°, dans cent grammes d'eau, alterné avec *met. alb.* 6°, une goutte, même véhicule, une cuillerée de dix minutes en dix minutes. La cyanose persiste, la diarrhée coule involontaire ; agitation croissante. J'alterne alors *met. alb.* avec *secale cornutum* 12°, une goutte. La nuit n'est qu'une longue agonie, et le malade succombe à huit heures du matin, le 14 octobre.

A l'occasion de Cauvin, je ferai une observation applicable à tous les malades de la même catégorie : c'est que, pour combattre efficacement le redoutable fléau, il aurait fallu pouvoir ne pas quitter le malade pendant la période dangereuse, et, malheureusement, il m'était impossible de voir plus d'une fois par jour les malades du faubourg du Pont-du-Las ; aussi n'acceptais-je de les voir, pour ainsi dire, que contraint et forcé.

SOIXANTE-DEUXIÈME OBSERVATION. — Riguier (Clotilde), quarante-huit ans, servante chez M. Michel, boulanger, rue des Marchands, n° 12, est d'une constitution robuste, d'un tempérament sanguin. Elle va souvent laver du linge, ce qui l'expose au froid humide, et elle fait un usage fréquent de boissons excitantes et de café. Depuis plusieurs jours elle a de la diarrhée, lorsqu'elle est prise de vomissements copieux. La face et les extrémités se refroidissent, les yeux s'excavent, la voix se brise et les urines s'arrêtent. Cet état durait depuis la veille au soir lorsqu'on me fait appeler, le 2 octobre au matin. J'étais sorti pour de nombreuses courses ; quatre heures s'écoulèrent sans que je pusse voir la malade. A mon arrivée, elle était cyanosée ; les vomissements s'étaient arrêtés ; les crampes douloureuses parcouraient les jambes ; la diarrhée coulait involontaire. Je prescris *veratrum* 12°, alterné avec *cuprum* 12°, sept ou huit globules de chaque dans un demi-verre d'eau, par cuillerées de dix minutes en dix minutes, et, la réaction ne se faisant pas, *secale cornutum* 10/6°, même dose, même véhicule. Sous l'influence de cet agent, une bonne réaction commence, la chaleur se rétablit un peu dans les membres, le pouls radial reparaît. Obligé de partir pour le Pont-du-Las, je laisse continuer le même remède ; mais les symptômes de la maladie changent à mesure que la réaction se prolonge ; une soif ardente s'allume ; il survient une agitation délirante, avec envie de s'échapper du lit; la cyanose reparaît, et, lorsque j'arrive, deux heures après, l'asphyxie était presque complète. *Hydr. acid.* 5° trois gouttes, alterné avec *met. alb.* 6°, deux gouttes, dans cent cinquante grammes d'eau, produit un peu d'amélioration; mais, après un temps d'arrêt assez court, la mort reprend ses droits, et la malade succombait à quatre heures du soir.

Ce fait est une démonstration nouvelle de la proposition que nous avons émise, à savoir : que plus le médecin peut voir souvent son malade, plus il a de chances de le sauver, parce qu'il suit pas à pas les symptômes et modifie sa médication au fur et à mesure des besoins. Trop surchargé de préoccupations à cette époque de deuil, je fus contraint trop souvent à ne voir quelques-uns de mes malades qu'à des intervalles trop espacés. L'observation suivante prouvera une fois de plus l'inconvénient grave qui a résulté de cet état d'isolement où nous laisse trop souvent la pratique civile. Dans les hôpitaux, le malade est sans cesse sous les yeux du médecin ou de délégués intelligents. Ce serait donc une modification profonde à introduire dans les mœurs de nos populations que de leur faire comprendre quel avantage les malades auraient, en temps d'épidémie, à chercher dans les hôpitaux des secours incessants et intelligents. Peut-être le comprendra-t-on mieux lorsque l'homœopathie aura obtenu le droit d'admission dans les services publics.

SOIXANTE-TROISIÈME OBSERVATION. — Thomas (Alexandre), seize ans, manœuvre de maçons, demeurant avec sa mère cour du Chapitre, près l'église Sainte-Marie-Majeure, est d'une constitution peu robuste et d'un tempérament bilioso-nerveux. Sa famille est dans la misère, et il a habituellement une alimentation grossière et peu réparatrice. Le 28 septembre au soir, malgré une diarrhée qui durait depuis deux jours, il mange une grande assiettée de haricots verts; dans la nuit, après plusieurs selles lientériques, il est pris de vomissements que la mère considère comme étant le résultat d'une indiges-

tion; cependant la voix se casse, les urines cessent de couler,
les membres se refroidissent, la cyanose se prononce. On me
mande en toute hâte vers six heures du matin. Je trouve le
malade sans voix, immobile, ayant la roideur et le froid du
cadavre, les membres et le visage colorés de cette redoutable
teinte violacée des cas de choléra les plus foudroyants. Le
pouls ne se fait plus sentir aux artères radiales. Pendant
une demi-heure, je fais tomber dans la bouche entr'ouverte
du malade, et toutes les cinq minutes, une goutte d'*esprit de
camphre*, parce que la mère m'apprend que, ne sachant à
qui demander du secours, elle a emprunté à un voisin une
bouteille de *liqueur de Batavia*, dont elle a donné plusieurs doses à l'enfant. Pendant ce temps, on est allé chercher à l'officine
une potion avec *veratrum* 12°, trois gouttes dans cent cinquante
grammes d'eau distillée. Ne pouvant rester plus longtemps auprès du malade, je prescris de lui donner de cinq minutes en
cinq minutes une cuillerée de cette potion. Une demi-heure
après, je trouve une bonne réaction qui se prononce; le pouls
recommence à battre dans les radiales; la chaleur se rétablit;
l'œil est moins terne, et le malade peut prononcer quelques
paroles. Je recommande de ne donner le remède qu'à doses
espacées de dix minutes en dix minutes, puis de quart d'heure
en quart d'heure. Une demi-heure après, je montre à l'un de
mes anciens collègues de la chirurgie de marine le malade en
bonne réaction, et je laisse la recommandation expresse d'es-
pacer les doses de quart d'heure en quart d'heure. Obligé de
m'éloigner pour un certain temps, je ne puis revenir que deux
heures après. Le malade était mort. La mère m'apprend en
sanglotant que, croyant bien faire et hâter la guérison, elle a
donné du remède toutes les cinq minutes, et même plus souvent, et que, au moment où la chaleur et la sueur avaient envahi tout le corps, que l'enfant parlait et était revenu à la vie,
il avait eu tout d'un coup une convulsion tonique, et qu'il
était mort subitement, comme frappé de la foudre. Je touchai
le cadavre, il était encore chaud.

Je suis convaincu que l'enfant avait succombé à une aggravation homœopathique qui s'était développée sous l'in-

fluence de doses trop fréquemment répétées; nul doute que, si mes instructions avaient été fidèlement suivies, le malade eût été rappelé à la santé.

SOIXANTE-QUATRIÈME OBSERVATION. — Lav.... (François), lieutenant de vaisseau en retraite, cinquante-six ans, demeure avec sa famille rue de la République, dans une maison récemment construite. Pendant son emménagement, à la Saint-Michel, il a l'imprudence de se livrer, légèrement vêtu et fenêtres ouvertes, à de petits travaux d'organisation intérieure. Saisi par le froid, étant en moiteur, il est pris de diarrhée, et n'en tient pas compte pendant six ou sept jours; enfin, épuisé, vaincu par la faiblesse qui résulte de fréquentes évacuations, il consent à se coucher lorsqu'il est pris de vomissements, qu'il attribue encore à une indigestion. Un médecin de l'ancienne école est appelé : il emploie vainement les opiacés, les eaux gazeuses et le fameux *teucrium polium* récemment imaginé par l'allopathie aux abois. Les vomissements se continuent, la diarrhée devient involontaire, et le malade, que l'algidité envahit rapidement, est déclaré perdu.

Un voisin propose alors, en désespoir de cause, de recourir à l'homœopathie. Il a lui-même une boîte des remèdes contre le choléra, et, avec l'approbation de la famille, il donne *veratrum*, qui arrête les vomissements dès la première cuillerée; et, quelque temps après, *acide phosphorique*, qui fait cesser instantanément la diarrhée. La famille renaît à l'espérance, et, le 2 octobre au matin, elle me fait appeler.

Le malade est dans un état de prostration extrême; il est étendu immobile et en supination; sa voix est faible et plaintive; de temps en temps il se livre à de grands mouvements, puis retombe dans l'immobilité; il demande incessamment à boire; le pouls est petit et fréquent; il y a une bonne chaleur à la peau. Les urines ont recommencé à couler après *veratrum*. Je prescris *met. alb. 6*, une goutte dans cent vingt-cinq grammes d'eau distillée, une cuillerée d'heure en heure. Le 3 et le 4, un changement notable s'effectue dans l'état du malade : il est moins agité; il se sent plus fort; il dort bien, et ce sommeil est réparateur : la voix est plus timbrée ; il désire et demande des aliments. Je lui permets un peu de bouillon de poulet, par cuillerées d'heure en heure, et, comme la soif est toujours ardente, le malade suce avidement des morceaux de glace dont il rejette l'eau dès qu'ils sont fondus. Le 4, quelques selles colorées ayant eu lieu, je donne *chamomilla* 12ᵉ, une goutte dans cent grammes d'eau, alterné avec *met. alb.* 6/12ᵉ, même véhicule. Le 5, le 6 et le 7, la famille, se laissant entraîner à une coupable négligence par l'amélioration obtenue, néglige de donner les remèdes prescrits, et insiste sur les bouillons nourrissants, que le malade supporte bien les deux premiers jours ; mais, dans la nuit du 7 au 8, reparut l'agitation avec soif et un délire furieux avec envie de s'enfuir, de quitter le lit. En prévision d'un pareil état, j'avais prescrit *bellad.* 5/30ᵉ dans cent grammes d'eau distillée, alterné avec *met. alb.* 5/12ᵉ, même véhicule. Ces remèdes calment le délire, et, le danger passé, la famille, croyant que cet état provient de la faiblesse qui doit nécessairement résulter de nombreuses évacuations et d'une longue diète, recommence à donner du bouillon et à laisser de côté les remèdes. Aussi, dans la nuit du 9, le délire revient plus intense et plus effrayant. Les mêmes moyens réussissent à le calmer ; mais chaque secousse de cette nature laisse le malade plus affaibli et plus désarmé. On se décide alors, mais trop tard, à suivre exactement mes prescriptions. Le 10, le délire ne reparaît plus, mais le malade va s'affaiblissant de plus en plus, *subdelirium* pendant le jour et illusions des sens. *Rhus* 5/30ᵉ, puis *china*, sont successivement administrés. Ce dernier remède paraît produire une amélioration marquée ; mais, pendant que le malade était soumis à son influence, un médecin allopathique ami de la famille arrive et s'indigne que le malade soit laissé sans remèdes et avec un peu d'eau ; il prescrit une potion éthérisée que l'entourage laisse administrer au malade. A la troisième cuillerée, il était mort. Chaque dose de cette potion produisait comme une commotion électrique qui laissait le malade plus affaissé qu'auparavant.

Ainsi réduit par l'allopathie à un état déplorable d'où l'homœopathie l'aurait tiré, si on avait eu plus de foi en elle et si on en avait suivi les prescriptions, M. Lav.... était destiné à mourir par les soins de l'allopathie. On a eu le courage de se prévaloir contre l'homœopathie de ce fait écrasant pour l'ancienne médecine, dont il a démontré une fois de plus l'impuissance en face du fléau indien.

SOIXANTE-CINQUIÈME OBSERVATION. — Ghiel, enfant de trois ans, habite avec sa famille le quatrième étage de la maison n° 2, à la Place à l'Huile ; il est d'une constitution délicate et a de la diarrhée depuis huit jours. Un parent, alarmé de la persistance de ce symptôme, conseille un remède homœopathique qui supprime la diarrhée ; mais la mère, poussée par les obsessions des voisines, et ne croyant pas son enfant assez bien guéri par de petits grains de sucre, lui administre des infusions aromatiques, à la suite desquelles la diarrhée reparaît, et, peu de temps après, survient le vomissement. La maladie fait des progrès pendant la nuit du 2 au 5 octobre, et c'est dans l'après-midi du 5 que l'on me fait appeler. L'enfant était froid, cyanosé ; la diarrhée coulait involontaire ; les boissons ingérées étaient rejetées aussitôt ; la soif était ardente, l'agitation extrême, l'asphyxie imminente. Je prescrivis *mel. alb.* 6°, une goutte dans cent vingt-cinq grammes d'eau, alterné avec *veratrum* 12°, une goutte, même véhicule, par cuillerées de dix minutes en dix minutes. La réaction ne put pas se faire ; épuisé par la diarrhée antérieure, l'enfant succomba vers dix heures du soir.

SOIXANTE-SIXIÈME OBSERVATION. — Pouverel (Marie), servante chez mademoiselle G., rue Miséricorde, n° 7, au quatrième, est âgée de cinquante-cinq ans ; c'est une vieille fille un peu maniaque, d'une maigreur effrayante, décrépite avant l'âge et se nourrissant, par dépravation de goût, de la manière la plus sordide, quels que soient les efforts que sa maîtresse, très-bienveillante et très-attachée à elle, fasse pour l'engager à se nourrir mieux. Cet état de maigreur squelettique tient à un vice d'assimilation (entérite chronique) ; habituellement constipée, elle a de la diarrhée depuis trois jours, ce dont elle s'applaudit fort, lorsque, le 5 octobre au soir, elle tombe sur l'escalier en rentrant chez elle épuisée, glacée en quelques minutes. Par esprit de contradiction, elle n'avait pas voulu se coucher, quoique bien souffrante, malgré les supplications de mademoiselle G. On la transporte sur un lit; on cherche vainement à la réchauffer, et l'on me fait appeler. La malade est froide, affaissée, très-effrayée, elle se dit perdue; ni nausées ni envies de vomir, diarrhée abondante, séreuse, colliquative. Je donne pendant une demi-heure, de cinq minutes en cinq minutes, une goutte d'*esprit de camphre* sur du sucre; et, la chaleur se rétablissant un peu, j'administre *phosph. acid.* 8°, deux gouttes dans soixante grammes d'eau, une cuillerée de dix minutes en dix minutes; puis, la diarrhée ne s'arrêtant pas, *secale cornutum* 6°, deux gouttes, même véhicule, même dose. La diarrhée continue à couler involontaire; pas de vomissements, mais les yeux se cavent, la voix s'éteint, la cyanose se prononce. Je prescris *hydrocyan. acid.* 5°, une goutte, alterné avec *carbo vegetabilis* 50°, trois gouttes dans cent grammes d'eau, une cuillerée de demi-heure en demi-heure. Sous l'influence de ces remèdes, la chaleur renaît, le pouls se fait sentir aux radiales, et la réaction s'établit pendant près de quatre heures; mais, vers le matin, elle tombe brusquement et sans causes appréciables; le froid envahit de nouveau les membres, et la malade succombe presque subitement.

Je crois que cette mort rapide doit être attribuée à l'altération intestinale, qui devait être fort grave et fort ancienne, si l'on en juge par l'état de dépérissement prématuré de la malade.

SOIXANTE-SEPTIÈME OBSERVATION. — Charles (Jean), âgé de six ans, rue de la Glacière, n° 15, a de la diarrhée depuis plusieurs jours. Bien que ses parents aient perdu récemment un autre enfant du choléra, lorsque, le 5 octobre au soir, Charles est pris de vomissements, ils ne s'en émeuvent point et croient à une indigestion. La maladie avait fait de rapides progrès dans la nuit, et je ne suis appelé que le 6 au matin. On a donné à l'enfant des infusions aromatiques et de l'élixir de Batavia ; il vomit et évacue presque continuellement ; il a le visage et les membres glacés ; il s'agite, anxieux, comme pour chercher de l'air, et demande continuellement à boire d'une voix éteinte ; les urines sont supprimées depuis la veille au soir. Après une dose de *camphora* 5/6°, je prescris *vera-trum* 12°, une goutte, alterné avec *met. alb.* 6°, une goutte dans cent vingt-cinq grammes d'eau, par cuillerées de quart d'heure en quart d'heure. Les vomissements et la diarrhée se sont arrêtés vers le soir ; la chaleur a reparu à la peau ; le pouls bat aux radiales, et je prescris les mêmes remèdes d'heure en heure pendant la nuit. Vers quatre heures du matin, la tête se prend, des convulsions apparaissent, la face rougit et le délire se montre. Le père, qui s'était couché et que l'on prévient de cette complication, répond : L'enfant est donc perdu ! Il se retourne et se rendort. A sept heures du matin, on vient enfin m'appeler ; je m'empresse : l'enfant était mort.

Je crois qu'au moment où les convulsions et la congestion cérébrale se montrèrent, une dose de *belladona* aurait sauvé le malade. L'apathie incroyable des parents les rend seuls responsables de sa mort.

SOIXANTE-HUITIÈME OBSERVATION. — Carré (Antoinette), âgée de onze ans, demeurant rue Saint-Vincent, n° 4, scro-fuleuse, atteinte de blépharite folliculeuse chronique, est, depuis plusieurs jours, affaiblie par une diarrhée colliquative. Le 7 octobre au soir, elle est prise de vomissements qui sont pour les parents le résultat d'une indigestion. On me fait appeler le 8 octobre au matin. L'enfant ne vomit plus ; elle est froide, cyanosée. Diarrhée involontaire, agitation qui la fait se replier dans son lit, et soif insatiable. Je prescris *vera-trum* 8/6°, alterné par cuillerées de quart d'heure en quart d'heure avec *met. alb.* 8/6°, dans cent grammes de véhicule. Plusieurs heures se passent, par négligence des parents, sans que les remèdes prescrits soient administrés. La diarrhée est cependant arrêtée, et la réaction se prononce ; mais, vers le soir, elle s'arrête; la cyanose reparaît, l'asphyxie fait de rapides progrès. L'enfant succombe vers dix heures du soir.

Soit incurie, soit désespoir, les remèdes n'ont été régulièrement donnés que lorsqu'il était trop tard.

SOIXANTE-NEUVIÈME OBSERVATION. — Marie-Gabriel, épouse Amouroux, âgée de trente ans, rue des Prêcheurs, n° 5, est atteinte de diarrhée depuis six jours. Affaiblie par de fréquentes évacuations, elle me mande le 7 octobre au matin. La diarrhée est colorée. Je prescris *chamomilla* 12°, une goutte dans cent vingt-cinq grammes d'eau, par cuillerées de dix minutes en dix minutes. Quelques heures après, des vomissements apparaissent, et la diarrhée devient séro-albumineuse; quelques crampes se manifestent dans les mollets, la voix s'altère, la langue se refroidit, une grande agitation survient, avec soif irrésistible; la malade boit beaucoup d'eau fraîche, malgré mes expresses recommandations. *Veratrum* 6°, deux gouttes, alterné avec *cuprum* 6°, une goutte dans cent vingt-cinq grammes de véhicule, diminuent la fréquence des vomissements et font cesser les crampes. La malade se préoccupe cependant beaucoup de son état; elle a le moral très-affecté et elle voudrait ne pas me voir quitter le chevet de son lit. Dans la nuit du 7 au 8, elle me fait appeler, parce qu'elle ne sait pas si je lui permettrais de boire dans l'intervalle des remèdes. Bien que, dans ce moment, l'état général n'ait rien d'inquiétant, je conçois un augure défavorable de cette tension anxieuse de l'esprit qui pousse la malade à ne penser qu'à la maladie et à son médecin. Je prescris *met. alb.* 6°, une goutte dans cent grammes d'eau, une cuillerée de demi-heure en demi-heure. Le 8 au matin, les mêmes inquiétudes existent, et elles s'augmentent par la réapparition de l'angoisse précordiale. Il n'y a plus ni diarrhée ni vomissements; mais, comme si tout le système nerveux était frappé de sidération, les forces diminuent, la chaleur se retire des extrémités, l'agitation devient incessante, et l'asphyxie fait de rapides progrès. Malgré l'emploi de *carbo vegetabilis* 30°, une goutte, alterné avec *hydrocyan. acid.* 5°, une goutte dans soixante grammes d'eau, alternés de

quart d'heure en quart d'heure, la cyanose colore tous les
tissus de ses sinistres nuances, et la malade succombe à onze
heures du soir.

Je n'ai vu nulle part une terreur plus profonde de la maladie et une impuissance aussi complète à enrayer les accidents.

SOIXANTE-DIXIÈME OBSERVATION. — L'enfant Terras, âgée
de onze ans, demeure au sixième étage du n° 7 de la
rue Sainte-Croix. Elle a de la diarrhée depuis plusieurs jours,
lorsque le 17 octobre elle est prise de vomissements abondants
avec froid, et de diarrhée séro-albumineuse. Les parents,
qui avaient récemment perdu un autre enfant soigné par un
médecin de l'ancienne école, manquant de confiance dans son
traitement, imaginèrent de donner à la malade le remède
Raspail, qu'ils administrèrent pendant toute la nuit. Enfin,
le mal s'aggravant, et les membres devenant glacés, les parents se décidèrent, le 18, à huit heures du matin, à me
faire appeler. Je trouve l'enfant sans pouls, glacée, n'ayant
plus, depuis quelques heures, ni diarrhée, ni vomissements,
en proie à une agitation extrême avec des intervalles d'affais-
sement comateux et demandant continuellement à boire d'une
voix cassée et plaintive. Je demande aux parents s'ils ont
employé quelques remèdes, ils me répondent négativement.
Je débute alors par quelques doses d'*esprit de camphre*, et je
prescris ensuite *veratrum* 12°, deux gouttes, alterné avec
mel. alb. 6°, deux gouttes, dans cent cinquante grammes de
véhicule, par cuillerées de dix en dix minutes. Le mal continue
ses progrès, et l'enfant succombe à onze heures du matin.

Il est infiniment probable que l'insuccès de la médication
a tenu ici à l'administration du remède Raspail. On sait que le
camphre qui domine dans cette composition est un puissant
neutralisant des remèdes, surtout ceux qui proviennent du
règne végétal. Si les parents ne m'avaient point caché cette
circonstance, je n'aurais pas débuté dans mon traitement par
quelques doses d'*esprit de camphre*, et les remèdes administrés de prime abord auraient montré plus d'efficacité.

SOIXANTE ET ONZIÈME OBSERVATION. — M. Vidal, maître maçon, au Pradet, village à six kilomètres de Toulon, est âgé de soixante-cinq ans. Petit, maigre, actif, intelligent, il continue, pendant la durée de l'épidémie, à venir à Toulon et à s'occuper avec sollicitude des travaux qui lui sont confiés. Vers le 14 octobre il est pris d'une diarrhée colorée, qui devient grisâtre, puis séreuse, sans qu'il s'en préoccupe autrement que de s'étonner de l'affaiblissement qu'elle lui cause. Le 16, il est pris de vomissements et obligé de s'aliter. Il a une soif ardente, une sensation de brûlure à l'épigastre, de l'agitation et de légères crampes dans les mollets. La voix se casse et la langue se refroidit. Le médecin du village prescrit une potion laudanisée, des sangsues à l'épigastre et des sinapismes aux extrémités. Malgré ses souffrances et son affaiblissement, le malade s'inquiète beaucoup de ses travaux en souffrance, qu'il croit ne pas pouvoir s'exécuter s'il ne les surveille lui-même; il s'en occupe incessamment et entre dans les détails les plus minutieux sur la répartition de ses ouvriers dans les entreprises dont il est chargé, etc. Les vomissements ne cessant point et le brûlement épigastrique devenant intolérable, on demande une consultation d'un médecin de la Vallette, qui approuve les moyens employés et prescrit l'emploi d'une potion ammoniacale. On se décide alors à me faire appeler, et, le 18, à dix heures du soir, j'étais auprès du malade. Je le trouve la figure altérée, les yeux caves, la voix brisée, agité physiquement, préoccupé moralement, ayant à chaque instant des vomissements ou des selles. Les forces sont considérablement affaiblies, et l'épuisement inquiétant. J'administre quelques doses d'*esprit de camphre*, et, chose remarquable, bien que la peau fût chaude au moment de l'administration de ce remède, elle se refroidit peu à peu, et ce n'est que sous l'influence de *veratrum* 12e, deux gouttes, alterné avec *metal. alb.* 6e, deux gouttes, dans cent grammes de véhicule, qu'une réaction franche s'établit. Le 19, les vomissements ont cessé depuis la veille, la diarrhée persiste, mais peu copieuse. L'agitation et la soif sont toujours extrêmes, mais la sensation de brûlure à l'épigastre a disparu. Les mêmes remèdes sont

continués à des dilutions différentes. Le 20, la persistance de
la diarrhée séreuse me fait donner *secale cornutum* 6/12ᵉ, et,
les selles redevenant vertes, je continue, à cause de l'agitation,
mel. alb. 6ᵉ, deux gouttes dans cent cinquante grammes d'eau.
La brûlure épigastrique cesse de se faire sentir; mais le malade,
quoique jouissant de la plénitude de ses facultés, est très-
faible, sa voix est éteinte, et, bien qu'il demande instamment
à manger, je ne crois pas devoir lui permettre plus qu'un peu
de bouillon de veau, et je fais alterner avec *mel. alb.* 50ᵉ,
deux gouttes dans cent cinquante grammes d'eau, *carbo vegetabilis* 6ᵉ, une goutte, dans soixante grammes de véhicule.
Le 21, la diarrhée a cessé, mais la tête se prend. Il y a un
peu de stupeur alternant avec de l'agitation. Je prescris *belladona* 50ᵉ, une goutte, tout en continuant *mel. alb.* à la 6ᵉ
dilution. Le 22, l'état thyphoïde se prononce, et j'appelle sur
cette complication la sollicitude des parents. Je continue à
donner *bellad.* 5/12ᵉ, alterné avec *bryon.* 12ᵉ, une goutte,
dans cent grammes d'eau. La langue est devenue sèche
et fuligineuse, je recommande de surveiller l'état de cet
organe; comme il redevient humide le soir, on ne croit pas
devoir m'appeler auprès du malade. Dans la nuit du 22 au
25, l'état devient alarmant, on vient me chercher vers le matin, mais à mon arrivée le malade agonisait, il succomba une
heure après.

La complication thyphoïde a résulté ici de plusieurs causes ;
outre la préoccupation morale et l'inquiétude au sujet de ses
intérêts matériels dont nous avons parlé au commencement
de cette observation, le malade fut, pendant tout le cours de sa
maladie, tiraillé par deux opinions qui se trouvaient en présence au sein de la famille. Le médecin du village inspirait de
la défiance contre l'homœopathie, et avait avec lui les préventions de quelques personnes; d'autres, plus intelligentes,
voyant les résultats obtenus dès l'administration des premiers
remèdes homœopathiques, résultats que l'allopathie, à grand
renfort de sinapismes et de sangsues n'avait pas pu obtenir,
résistaient aux insinuations malveillantes. Le 21, jour où le
malade parut hors de danger, il vint même à la maison un

médecin d'Hyères, conduit par un grand propriétaire du voisinage, qui travailla pendant une heure à ébranler la confiance que la famille avait en moi; on me posa à mon arrivée diverses objections que je dus résoudre, et qui aboutirent à me conserver la confiance du malade, en présence duquel on avait eu l'imprudence d'agiter toutes ces questions.

Il est facile de comprendre que, tiraillé de tous côtés, l'esprit constamment en butte à ce travail d'intrigue qui s'agitait autour de lui, le malade ait été prédisposé à l'invasion de la complication typhoïde. Il m'a paru édifiant de raconter en détail ces menées indignes de médecins, parce qu'elles donnent une idée de ce qui a été fait ou tenté au lit de mort de bien des malades auprès desquels certains d'entre eux ont pu pénétrer.

Ici finit l'historique des cas graves de choléra que nous avons eus à traiter pendant l'épidémie. Il résulte des chiffres, que l'on pourra vérifier soit au domicile des malades, soit dans les registres de l'état civil, que la proportion de notre mortalité a été de dix-sept sur soixante et onze, ou un peu moins de un sur quatre.

En parcourant nos observations de choléra suivi de morts on pourra s'assurer que les malades que nous avons perdu, étaient dans des conditions tellement défavorables d'âge, de santé antérieure, de médications antérieures ou de période avancée de la maladie, que l'on ne saurait raisonnablement imputer l'insuccès à la médecine homœopathique : bien que le chiffre proportionnel que nous présentons ne soit pas brillant, comparé à celui qui ressortira probablement des comptes rendus de la plupart de nos collègues de Marseille et de Toulon, il prouve cependant d'une manière victorieuse la supériorité du traitement homœopathique, puisque les plus heureux de nos opposants ont perdu un malade sur deux et une fraction, et qu'il s'est rencontré des médecins allopathistes, fort instruits du reste et parfaitement estimés, qui ont perdu pendant l'épidémie presque tous les clients confiés à leurs soins.

Comme complément de ce travail, et en dehors de la sta-

tistique que nous avons si minutieusement élaborée, nous
pouvons signaler sommairement un certain nombre de malades atteints de symptômes cholériques chez lesquels la maladie a été arrêtée au début. Nous n'avons pas voulu les faire
entrer en ligne de compte afin qu'on ne puisse pas nous objec-
ter que nous avons imaginé à plaisir des cas de choléra, et
que rien ne nous autorisait à croire que le frisson initial, la
diarrhée et les vomissements non suivis de crampes et cyanose étaient les prodromes d'une affection plus sérieuse; mais
cette énumération rapide sera intéressante pour les personnes non prévenues qui jugeront avec raison qu'il y a quelque mérite à arrêter dès le début des manifestations morbides
analogues à celles qui étaient suivies des symptômes les plus
graves et les plus promptement mortels, et que s'il est permis à la rigueur de dénier à ces accidents prodromiques le
caractère de choléra, rien non plus n'autorise à croire qu'ils
n'auraient pas été suivis des accidents caractéristiques comme
nous en avons eu de si nombreux exemples.

1° M. L..., écrivain de marine, rue de la République, 7,
froid glacial, diarrhée, vomissements. — Longue convalescence, appétit nul, nausées continuelles. Il a été souffrant
pendant presque toute la durée de l'épidémie.

2° Un garçon du café de la Marine, froid glacial et prolongé
qui cède à l'usage de l'*esprit de camphre*.

3° Madame Colson, rue du Mûrier, 42, froid général, diarrhée, nausées; convalescence une semaine.

4° et 5° Deux garçons de l'hôtel de la *Croix-d'Or*, froid glacial et prolongé. *Esprit de camphre* et *mei. alb.* pour l'agitation à la suite de la réaction.

6° Jean, garçon à l'hôtel du *Nord*, nausées, diarrhée; longue convalescence.

7° Mademoiselle Rouvière, au Pont-du-Las, froid glacial et
rigidité presque cadavérique; *esprit de camphre*. Guérison,
quelques heures.

8° M. B..., au Pont du-Las, diarrhée, agitation, brûlement
épigastrique; *mel. alb.* Guéri en un jour.

9° M. B... fils, diarrhée opiniâtre; *acid. phosphor., verutr.*

10° Madame Tr..., rue des Boucheries, 50, diarrhée opiniâtre séro-albumineuse ; *veratrum*.

11° M. Long, rue des Boucheries, 50, froid glacial, diarrhée ; *esprit de camphre, chamomilla*.

12° Mademoiselle Fauçet, rue des Noyers, 2, froid général, diarrhée.

13° M. Laure, rue des Noyers, 6, froid général ; *esprit de camphre*.

14° M. G..., rue de Lafayette, maison Julien, diarrhée opiniâtre.

15° et 16° Deux frères Raynaud, rue des Pommets, 4, froid général.

17° M. Barbier, rue des Pommets, 4, froid glacial.

18° Madame Solaro, rue des Tombades, 11, froid général, diarrhée opiniâtre, longue convalescence.

19° Madame Jean, rue Glacière, 15, froid général, diarrhée.

20° Madame Garante, rue Asperge, 55, froid général.

21° Pesron, rue Armédien, 12, diarrhée opiniâtre.

22° Madame C..., rue de la République, 18, diarrhée opiniâtre.

23° M. Grillé, rue Traverse-Miséricorde, 4, diarrhée opiniâtre et froid.

24° M. Martin, rue République, 50, froid général, diarrhée.

25° M. Simon, rue Comédie, 2, froid général.

26° M. Sens, rue des Boucheries, 15, froid général, diarrhée.

27° M. Ventoux, rue des Beaux-Esprits, 15, froid général.

28° M. B..., confectionneur sur le Cours, diarrhée et nausées.

29° M. Famin, rue Armédien, 54, froid général.

30° Madame Chaussen, rue Saint-Cyprien, 9, froid général.

31° Madame Dozoul, rue des Boucheries, froid général, diarrhée opiniâtre.

32° Madame Chapuis, rue Roche, 15, froid général, longue faiblesse.

33° Madame Long, rue Roche, 11, froid général, longue faiblesse.

34° M. Basile rue Neuve, 22, froid général, longue faiblesse.

35° Madame Lavergne, rue Nationale, 64, diarrhée opiniâtre.

36° M. Sénès, boulanger, rue des Boucheries, 5, froid, diarrhée opiniâtre.

37° M. Durand père, rue des Orfévres, 5, diarrhée opiniâtre.

38° M. Blanc, rue des Boucheries, 11, froid général, diarrhée.

39° Un garçon boulanger, rue Pavé-d'Amour, froid général.

40° M. Cadisch, sur le Cours, froid général.

41° Madame Médard, hôtel du *Nord*, diarrhée séreuse.

42° M. Gallet, place Iéna, 4, diarrhée opiniâtre.

43° Madame Reboul, rue Sainte-Claire, 52, froid général, diarrhée opiniâtre.

44° Emery, rue du Puits, 1, froid général, diarrhée.

45° M. Lèbre, diarrhée, vomissements.

46° M. Pin, rue Neuve, 22, froid glacial.

47° Madame Achard, froid glacial.

48° Madame Decanis, froid glacial, diarrhée.

49° L'enfant Léoncini, place Saint-Pierre, diarrhée opiniâtre.

50° Carré (Antoinette), rue Saint-Vincent, 4, diarrhée opiniâtre.

51° Madame Simond, institutrice, place Saint-Pierre, 2, diarrhée opiniâtre.

52° Mademoiselle B..., place de la Poissonnerie, froid général et diarrhée avec nausées.

53° M. Rimbaud, rue des Beaux-Esprits, 14, froid général, nausées, puis diarrhée.

54° Madame Saglietto, rue de la Sainte-Croix, 7, malaise général, froid prolongé.

55° M. Defort (Louis), rue des Riaux, 11, vomissements, diarrhée.

56° Madame Berthet, rue Armédien, à la brasserie, froid glacial, nausées prolongées.

57° M. James, nausées, diarrhée opiniâtre.

58° M. Decugis, diarrhée opiniâtre.

59° M. Gasquet, écrivain de marine, rue Armidien, froid glacial et prolongé, récidive.

Nous ne prolongeons pas cette énumération incomplète, parce que nous n'avons pas tenu note exacte des personnes que nous avons soignées dans les conditions que nous signalons. Notre travail ayant un but scientifique, nous n'aurions dû donner, à la rigueur, que des observations détaillées, mais nous avons cru devoir signaler quelques-uns de nos concitoyens dont nous avons arrêté la maladie à son début, ne serait-ce que pour aller au-devant de l'objection que nos adversaires ne manqueront pas de nous faire, et qui sera probablement formulée en ces termes : « Il y a eu pendant l'épidémie des choléras graves et des cholérines, des maladies qu'il était possible d'enrayer au début, et d'autres qui développaient des symptômes graves; comment se fait-il que tous ceux que vous annoncez avoir soignés appartiennent à la catégorie des cas graves? » Voilà notre excuse pour la longue et fastidieuse énumération à laquelle nous avons cru devoir nous livrer.

CONCLUSION.

Il résulte de nos observations personnelles et du témoignage de nos confrères en homœopathie que le fléau épidémique a surtout décimé les classes pauvres privées des lumières et des secours de l'hygiène, et, dans les classes riches ou aisées, exceptionnellement, les personnes atteintes de maladies chroniques, surtout de l'appareil digestif ou débilitées par des maladies antérieures. Le choléra a sévi principalement dans les quartiers habituellement sales, mal aérés, privés des influences de la lumière solaire; il a frappé ceux qui, dans ces conditions mauvaises, faisaient usage d'aliments grossiers, surtout provenant du règne végétal. L'importance des précautions d'hygiène publique ressort de ces considérations; et c'est avec douleur que nous les voyons négliger en temps de maladies ordinaires, comme si l'oubli de ces mesures, qui sont impérieusement réclamées par la présence d'un fléau épidémique, n'était pas un appel incessant à son invasion.

Aucune des personnes qui ont fait usage des préservatifs homœopathiques, en se conformant à une hygiène bien entendue, n'ayant été frappée par le choléra, cette remarquable immunité, qui a été aussi observée à Marseille, devrait encourager une municipalité intelligente et sans préjugés à en populariser l'emploi dans le cas d'une nouvelle invasion. Et qu'on ne nous objecte pas que les classes éclairées qui forment essentiellement notre clientèle, possédant en général une certaine aisance, se trouvaient dans la catégorie de ceux que nous avons vu jouir, grâce à leur hygiène, d'une remarquable immunité! Le même fait a été observé parmi les pauvres et les nécessiteux qui, entraînés par l'exemple ou par la peur, prenaient nos préservatifs sans s'inquiéter de savoir comment ils empêchaient la maladie de se développer.

Nos adversaires eux-mêmes savent que l'*esprit de camphre* de Hahnemann est devenu un remède populaire; mais ceux-là seuls qui en ont fait usage dans les circonstances où il était indiqué peuvent témoigner du bien qu'a fait cet excellent remède au début du choléra, lorsque se manifestait le frisson initial annonçant une dépression profonde du système nerveux. Le nombre des personnes qui se sont sauvées elles-mêmes, et sans l'intervention du médecin, d'atteintes qui souvent auraient été mortelles, est considérable, et il serait facile de recourir au témoignage de citoyens très-honorables pour ôter à cet égard le doute, s'il était permis.

Il est donc de la plus haute importance, lorsque le fléau s'est déclaré et que l'on n'a pas pu se soustraire à son influence par l'émigration, de prendre régulièrement les préservatifs homœopathiques, et d'avoir sous la main l'*esprit de camphre* de Hahnemann, à l'aide duquel on peut, au début de la maladie, l'arrêter dans sa racine et faire avorter ses plus redoutables symptômes.

Ceux qui ont lu nos observations, ou ceux qui ont présent à l'esprit le souvenir de ce qui s'est passé pendant l'épidémie, doivent comprendre le danger qui ressort de l'emploi dans le traitement des préparations opiacées ou des boissons excitantes et alcooliques, les réactions qui en sont la conséquence étant incomplètes et suivies d'une dépression fatale et mortelle.

Enfin, il serait à désirer qu'en cas d'épidémie nouvelle les malades pauvres se décidassent à se faire soigner dans les hôpitaux, si l'homœopathie y avait accès, parce que, dans cette terrible maladie, les symptômes se transforment d'heure en heure. Il est de la plus haute importance d'en suivre avec assiduité les développements et de la combattre pied à pied. Peu de cas, même parmi les plus graves, seraient incurables, si le médecin pouvait ne quitter le lit de son malade que lorsque tout danger aurait été conjuré.

Nous nous sommes bien trouvé de priver presque entièrement nos malades de boissons, l'intestin n'étant pas susceptible d'absorber pendant la période algide ou cyanique. On se rappelle quels accidents, quelquefois mortels, ont résulté des imprudences de malades qui n'avaient point en cela obéi à nos prescriptions.

Les convalescences ont été très-longues. En général, nous n'avons commencé à alimenter que quelque temps après la cessation de toute sensation douloureuse ou pénible. Lorsque, malgré les soins les mieux entendus, le malade restait plongé dans une prostration dont il semblait ne plus pouvoir se relever, nous lui avons conseillé l'émigration, qui a toujours été suivie d'un prompt rétablissement.

La diathèse vermineuse, qui s'est souvent révélée pendant l'épidémie, aurait indiqué un remède qui a été trop négligé, mais auquel j'aurais recours en toute confiance si une nouvelle épidémie éclatait sur notre ville; je veux parler du *mercure*. Je crois que l'homœopathie l'emploierait avec beaucoup d'avantages.

Dans l'état, avec notre expérience incomplète et sous l'empire de cette hésitation bien naturelle à tout médecin, fût-il plus convaincu que nous ne sommes de l'efficacité des moyens que la bonté divine a mis à sa disposition, lorsqu'il les essaye personnellement pour la première fois contre une maladie aussi redoutable, nous avons cru devoir observer une prudente réserve que nos amis et les personnes sages, quelle que soit d'ailleurs leur opinion, sauront apprécier; nous n'avons pas osé demander un service public dans un hôpital. Même en présence des déceptions et des insuccès de l'ancienne médecine, le choléra, bien que combattu avec tant de bonheur par nos confrères en homœopathie, était pour nous l'inconnu, et nous nous sommes défié de notre sang-froid et de notre habileté pratique. Une fois d'heureux résultats obtenus, notre cœur a été rempli de satisfaction, parce que nous avions la conscience de faire mieux que nos opposants. Nous avons marché toutes les fois que nous avons été appelé; nous n'avons connu, soutenu que nous étions par la foi, ni fatigués ni maladies, et si l'opinion publique, égarée par nos détracteurs passionnés, ne nous accorde pas la part d'estime qui nous est due; nous ne relevons que de notre conscience, et nous croyons avoir bien mérité de l'humanité.

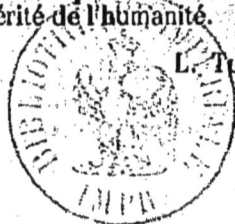

L. TURREL.

www.ingramcontent.com/pod-product-compliance
Lightning Source LLC
Chambersburg PA
CBHW071528200326
41519CB00019B/6119